国医大师邓铁涛学术传承研究系列

总主编 朱拉伊 邱仕君

U0263205

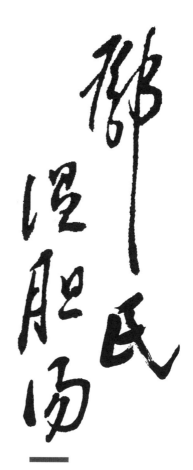

陈凯佳

主编

SPM
南方传媒

广东科技出版社
全国优秀出版社

· 广州 ·

图书在版编目（CIP）数据

邓氏温胆汤 / 陈凯佳主编. —广州：广东科技出版社，2023.10（2024.5重印）
（国医大师邓铁涛学术传承研究系列）
ISBN 978-7-5359-7866-0

Ⅰ.①邓… Ⅱ.①陈… Ⅲ.①温胆汤—中医临床—临床应用 Ⅳ.①R286

中国国家版本馆CIP数据核字（2023）第038280号

邓氏温胆汤
Dengshi Wendantang

出 版 人：严奉强
责任编辑：曾永琳　邹　荣
封面画像：晁　谷
责任校对：曾乐慧　李云柯
责任印制：彭海波
出版发行：广东科技出版社
　　　　　（广州市环市东路水荫路11号　邮政编码：510075）
销售热线：020-37607413
https://www.gdstp.com.cn
E-mail：gdkjbw@nfcb.com.cn
经　　销：广东新华发行集团股份有限公司
排　　版：创溢文化
印　　刷：广州一龙印刷有限公司
　　　　　（广州市增城区荔新九路43号1幢自编101房　邮政编码：511340）
规　　格：889 mm×1 194 mm　1/32　印张4.375　字数110千
版　　次：2023年10月第1版
　　　　　2024年5月第3次印刷
定　　价：29.80元

如发现因印装质量问题影响阅读，请与广东科技出版社印制室
联系调换（电话：020-37607272）。

国医大师邓铁涛学术传承研究系列

总主编

朱拉伊　邱仕君

《邓氏温胆汤》编委会

资助项目

广东新南方中医研究院项目（编号：201801）
"国医大师邓铁涛师承团队建设"

第七批"全国老中医药专家学术经验继承工作"
项目（国中医药人教函〔2022〕76号）

第五批全国中医临床优秀人才项目（国中医药人
教函〔2022〕239号）

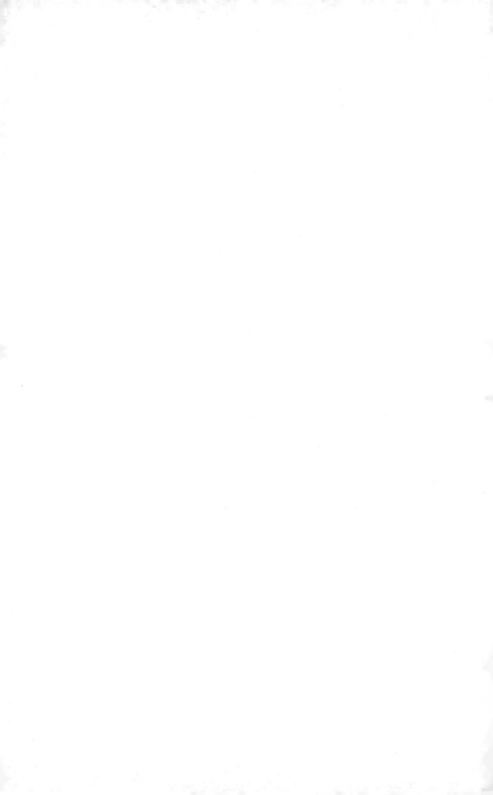

前言

　　国医大师邓铁涛（邓老）对中医贡献卓著，留下的大量验方，对临床具有极高的指导价值。"邓氏温胆汤"是其中之一，因处方独到、疗效显著，而在临床口口相传，影响巨大。"邓氏温胆汤"最开始是邓老为治疗冠心病而制，中医名方温胆汤是治疗痰证的实用有效方剂之一。

　　邓老重视文献传承，倡导"古说参证"，古人所说的"真心痛""胸痹"等，给我们今天的研究提供了参考依据。邓老从20世纪60年代开始研究中医"痰证""痰瘀相关"与心血管疾病防治的关系。痰湿、痰浊、痰瘀相关是岭南地区多种内科杂病，尤其是心血管疾病的主要病因病机，而温胆汤是治疗心血管疾病痰证的主方之一，故邓老根据岭南地域气候特点和人群体质特点，创用益气除痰、活血化瘀的温胆加参汤。用于治疗冠心病100例，总有效率达95%。其后撰写《冠心病的辨证论治》一文，影响中西医学界。该方在温胆汤的基础上加益气健脾的党参和活血化瘀的丹参，改陈皮为橘红，成为治疗胸痹（冠心病）的基本方，被同行推为"邓氏温胆汤"。

经过多年临床实践，邓老发现此方不仅可用于治疗冠心病，还可广泛运用于气虚痰瘀所导致的各种病症如高血压病、失眠、股动脉硬化、食管炎、月经后期、颈椎病等。弟子刘小斌、邱仕君等传承其学术，运用温胆汤治疗冠心病、高脂血症、高血压病、痛风、失眠、甲状腺功能亢进症、眩晕等临床多种疾病，取得良好效果。

本书介绍邓氏温胆汤的文献来源、方论、组成药物及其药理作用，重点阐释邓老在临床如何运用该方诊治各种病症，以及有关该方的临床经验传承。书中配有多个临床案例，展现了邓老这一名方的临床价值和学术价值。本书可供中医临床医生借鉴使用，亦具有一定的科普性，可供普通读者阅读。

陈凯佳

2021.4.15

目录

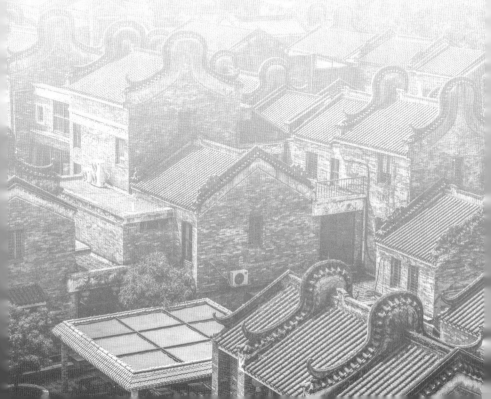

第一章

岭南环境气候与邓氏
温胆汤的创制

第一节　岭南地域与气候

岭南，位于祖国大陆最南端，属热带、亚热带气候，南濒海洋，北靠五岭，即大庾岭、骑田岭、都庞岭、萌渚岭、越城岭五条山脉，与中原形成阻隔，产生了一个不同于中原的地理气候和人文环境。

古代有关岭南"瘴病"或"瘴疠"的描述众多，这是对包含疟疾等多种疾病在内的地方常见病的综合描述，有时也指水土不服和对不良气候的反应等。岭南全年日照时间较长，气温较高，冬天长时间晴天也会热到摇扇，因此被称为"炎方"——炎热的地方。同时岭南地势低，濒临海洋，来自海洋的湿气与热胶结，形成湿热的天气，这种湿热之气又被五座大山给挡住，好像在一个盆子里面蒸桑拿，湿热无法散发，现在大家就明白，为什么广东的天气老是热！热！热！湿！湿！湿！

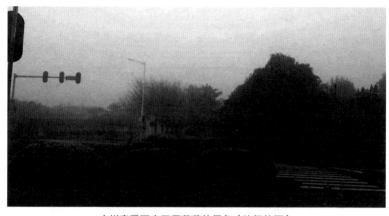

广州春季回南天雾蒙蒙的景象（陈凯佳摄）

古时岭南之地，山川盘郁，气候炎热潮湿，人多汗流浃背，气随汗出，多气虚而面黄瘦弱。清代屈大均《广东新语》曰："岭南濒海之郡，土薄地卑，阳燠之气常泄，阴湿之气常蒸。阳泄，故人气往往上壅，腠理苦疏，汗常浃背，当夏时多饮凉冽，至秋冬必发疟疾。盖由寒气入脾，脾属土，主信，故发恒不爽期也。阴蒸，故晨夕雾昏，春夏雨淫，人民多中痤湿，间发流毒，则头面四肢，倏然肿痒，医以流气药攻之，每每不效。"[①]可见湿热气虚或汗多气阴不足是岭南人群体质特点之一。

第二节　一方水土养一方人

　　俗话说，"一方水土养一方人"，岭南炎热，热气容易上壅，即所谓"上火"。空气湿度大，气温高，人容易出汗，出汗多则耗伤津液，气随津脱，致气阴两虚。岭南地势低，人多形体黑瘦。气候潮湿，加之广东人爱喝冷饮凉茶，吃烧烤食物，易造成脾胃虚弱，酿生痰湿或者湿热，形成了岭南人体质虚实夹杂的特点。虚：脾胃虚弱，肝肾不足，或气阴两虚；实：湿热，寒湿。

　　岭南的地理环境气候与人的体质特点导致相应的疾病多发。岭南地区地势低、植物丰茂，滋生水湿雾露，酿成瘴毒，易出现瘴疫等传染病。炎热气候，容易上火，致人咽喉疼痛、牙痛、脸上长痘痘、皮肤长红疹等；湿气重，人们容易被湿邪侵犯，感到

[①] 屈大均：《广东新语》，中华书局，1985，第8—9页。

胸闷、身体困重、胃脘胀闷、精神不佳、成天想睡觉、大便不爽、湿疹等；脾胃虚弱，则出现胃肠道不适、呕吐、泄泻、胃口不佳、消化不良；肝肾不足，则有腰膝酸软等症。

由于岭南自古以来传染病、流行病较多，古代称"瘴地"，被历朝皇帝当成流放地。如唐代著名文人韩愈，曾被贬为潮州刺史。潮州在今广东东部，距当时京师长安有八千里路程，路途困顿艰难。当韩愈到达离京师不远的蓝田县时，他的侄孙韩湘赶来送行。韩愈悲歌当哭，挥笔写下《左迁至蓝关示侄孙湘》：

一封朝奏九重天，夕贬潮州路八千。欲为圣明除弊事，肯将衰朽惜残年！

云横秦岭家何在？雪拥蓝关马不前。知汝远来应有意，好收吾骨瘴江边。

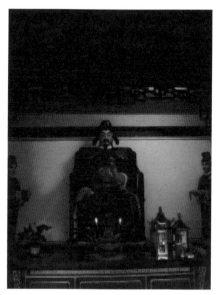

韩愈像

当然，这是韩愈过于悲观的想法。著名的宋代诗人苏东坡也曾被贬到岭南惠州，他为人达观自在，不仅在惠州罗浮山游玩，品尝美味的荔枝，流连忘返，称"日啖荔枝三百颗，不辞长作岭南人"，还坚持养生修炼，为岭南医学留下连串佳话。

第三节　温胆汤溯源

一、温胆汤的最早记载——《集验方》

（一）《千金方》中温胆汤

温胆汤之名，古已有之，唐代著名医家孙思邈的《备急千金要方·卷第十二》中胆虚实条下载："治大病后虚烦不得眠，此胆寒故也，宜服温胆汤方。半夏、竹茹、枳实（各二两），橘皮（三两），甘草（一两），生姜（四两）。上六味，哎咀，以水八升煮取二升，分三服。"[1]此处温胆汤主要治疗大病之后，体虚胆寒而导致的失眠，因病机为胆寒，治疗需要温胆，故名温胆汤。方中生姜为四两，分量最重，与半夏配伍，一宣一降，处方以温为主。

（二）《外台秘要》温胆汤

唐代王焘《外台秘要·卷十七》中亦载温胆汤："集验温胆汤，疗大病后虚烦不得眠，此胆寒故也，宜服此汤方。生姜（四

---

[1] 孙思邈编著《千金方》，刘清国等校注，中国中医药出版社，1998，第204页。

两），半夏（二两，洗），橘皮（三两），竹茹（二两），枳实（二枚，炙），甘草（一两，炙），上六味切。以水八升，煮取二升。去滓，分三服。忌羊肉、海藻、菘菜、糖。"从此段记载中可以看到，《外台秘要》所记载的"温胆汤"来自《集验方》，此温胆汤的处方组成分量，除枳实外，与上述《千金方》基本一致，虽然《千金方》的成书早于《外台秘要》，但《集验方》为南北朝时期姚僧垣所撰写，宋代1126年后佚失，据此认为《集验方》才是最早记载温胆汤的文献。

《外台秘要》在引用《集验方》温胆汤此段之前还引用巢元方《诸病源候论》相关内容进行阐释，说明这种失眠的病因病机是大病之后，脏腑虚弱，营卫不和，阳不得入阴，故失眠，与心火亢盛所致之失眠不同，这种失眠是胆冷，需要用温法治疗。

二、《三因极一病证方论》温胆汤

宋代陈无择所撰《三因极一病证方论》多次提到温胆汤，处方也有不同的两个。其中《卷之八·肝胆经虚实寒热证治》中指出温胆汤"治胆虚寒，眩厥足痿，指不能摇，不能起，僵仆，目黄失精，虚劳烦扰，因惊胆慑，奔气在胸，喘满浮肿，不睡。半夏（汤洗去滑）、麦门冬（去心，各一两半），茯苓（二两），酸枣仁（三两，炒），甘草（炙），桂心，远志（去心，姜汁合炒），黄芩、草薢、人参（各一两），上锉为散。每服四大钱，用长流水一斗，糯米煮，如泻胆汤法"。此处温胆汤与《集验方》中温胆汤仅仅只有半夏、甘草两味药相同，从组成看，方中补虚之品较多，有桂心温阳，人参补气，麦冬养阴，并加有酸枣仁、茯苓、远志等安神之品，用于体虚夹痰所致失眠、心悸、气喘、浮肿、头晕等症。

《三因极一病证方论·卷之九·虚烦证治》中也提到温胆汤，与《集验方》所载之内容相似，主治大病后虚烦不得眠："半夏（汤洗七次），竹茹、枳实（麸炒，去瓤，各二两），陈皮（三两），甘草（一两，炙），茯苓（一两半），上为锉散。每服四大钱，水一盏半，姜五片，枣一枚，煎七分，去滓，食前服。"此处生姜的分量5片，约为15g，比《集验方》中的"四两"，约为50g，分量减少，加了大枣和茯苓，由于生姜分量减少，"温胆"之温性降低，加了茯苓健脾祛湿，整个处方变为寒温并用，祛痰理气，和胃利胆，这就是今天临床常用的温胆汤方，其病机以胆郁痰扰为主，其治疗范围也不再局限于失眠。陈无择又说"亦治惊悸"，在《卷之十·惊悸证治》中，此温胆汤"治心胆虚怯，触事易惊，或梦寐不祥，或异象惑，遂致心惊胆慑，气郁生涎，涎与气搏，变生诸证，或短气悸乏，或复自汗，四肢浮肿，饮食无味，心虚烦闷，坐卧不安"，用于气机郁滞，痰浊内阻而出现的各种病症如心悸、气短、胸闷、纳呆、肢体浮肿等。

综上，现代临床常用之"温胆汤"来源于南北朝时期的《集验方》，宋代陈无择在此基础上减生姜分量而加了茯苓和大枣，已经不再是以"温胆"为主，而是变为寒温并用，祛痰理气为主之方。

第四节　邓氏温胆汤的创制

一、关于"痰证"的理论假说

何谓"痰证"或"痰瘀相关"？邓铁涛教授研究中医各家学说，认为"痰证"或"痰瘀相关"，是古人对临床复杂病症诊治的一种思维模式或理论假说，其发展的内在动力是临床实践，经过历代医家尤其是近代、现代学者的实践检验而不断充实丰富，大量临床研究与实验研究成果为这一学说提供有力佐证。张山雷《中风斠诠》曹祖培序言："医之为学有二要焉，曰理论，曰治验。理论者，所以探讨病机之原委；治验者，所以昭示用药之准绳。"说明理论与治验，两者互不可缺。中医痰证学说的思维方式，为我们提供了与现代科技思维不同的、认识人体生理病理及其方药诊治的又一种方式方法。例如元代朱震亨有"百病中多有兼痰者"及"痰挟瘀血，遂成窠囊"说，即百病兼痰论：痰之为患，为喘为咳，为呕为利，为眩为晕，心嘈杂，怔忡惊悸，为寒热痛肿，为痞隔，为壅塞，或胸胁间辘辘有声，或背心一片常为冰冷，或四肢麻痹不仁，皆痰饮所致。百病中多有兼痰者，世所不知也[1]。窠囊，窠，巢穴；囊，口袋。窠囊者，如蜂子之巢穴于房中，如莲子之实嵌于蓬内，生长则易，剥落则难；又如贼寇据山傍险，结成巢穴，洞口外窄内宽，出没不常。痰瘀病，窠囊

---

[1] 朱震亨：《丹溪心法》，人民卫生出版社，2005，第79页。

附于膈间，痰气相搏，结而成囊。窠囊即痰瘀相搏成积，窠囊之痰，非攻积不破。朱震亨把痰证应用范围扩大，并以"窠囊"喻说其临证难度。明清时期医家把痰证应用范围不断扩大至温病及其他各科。有温病痰浊蒙蔽心包主治以菖蒲郁金汤；有妇科痰病如傅山《傅青主女科》曰"气虚自然多痰，痰多必然耗气"；外科认为多种疾病与痰有关，如瘰疬、瘿瘤、痰核、茧唇、流注、乳岩、喉痹、梅核气、乳痈、肺痈、肠痈、坠堕、伤损等，陈实功《外科正宗·痰包》："痰包乃痰饮乘火流行凝注舌下，结而匏肿。绵软不硬，有妨语言，作痛不安。"可用针刀治疗："用利剪刀当包剪破，流出黄痰；若蛋清稠黏难断，尽以冰硼散搽之，内服二陈汤加黄芩、黄连、薄荷数服。"临证各科对上述疾病的临床应用，丰富了中医痰病学说。

邓铁涛教授倡导"古说参证"，即基于前人的经验学说而总结发扬之。邓氏研究"痰证"与"痰瘀相关"，重点用于心血管疾病防治。

二、痰瘀相关理论的学术源流

从现在可考的中医文献来看，湖南长沙马王堆三号汉墓出土的《五十二病方》就记载着半夏、服零（茯苓）、皂荚、虻（贝母）等化痰祛瘀的药物。甘肃武威出土的汉墓医简，其中一个医简的处方为：干当归、川芎、牡丹皮、漏芦及虻。此方活血养血加贝母化痰散结，是痰瘀同治的典型方。它证明了早在2000多年前，医家对祛痰之中加以治瘀已有一定认识和经验。经典著作《黄帝内经》中，对痰瘀相关的理论和治疗已有论述。如《灵枢·百病始生》说："凝血蕴里而不散，津液涩渗，著而不去而积成矣。"说明了津液与血瘀相互影响的病变过程。东汉张仲景《伤寒杂病论》首先提出了"瘀血""痰饮"病名，并对其临床症状及体征作了详细的描述，《金匮要略·胸痹心痛短气病脉证治》篇中制定了九首治疗胸痹的方剂，其中瓜蒌薤白白酒汤、瓜蒌薤白半夏汤和瓜蒌薤白桂枝汤三方被后世医家统称为"瓜蒌薤白剂"，并成为古今治疗胸痹屡试屡验的名方。张仲景还创立了大黄牡丹皮汤、抵当汤、鳖甲煎丸、桂枝茯苓丸、当归贝母苦参丸、大黄甘遂汤等痰瘀同治的方剂，至今运用不衰，尤其在疑难杂症的治疗方面，发挥着重要作用。

隋代巢元方著《诸病源候论》中对痰瘀同病的论证十分精辟。在《诸痰候》中明确指出："诸痰者，此由血脉壅塞，饮水结聚而不消散，故成痰也。"首次阐明了瘀血化痰的病理过程。唐代孙思邈《备急千金要方》《千金翼方》及王焘《外台秘要》，汇集、保存了东汉至唐代大量重要的医论、医方等内容，从中可窥见痰瘀同治之法已经被医家广泛应用。元代朱丹溪在其所著的《丹溪心法》一书中，对痰瘀相关问题进行了临床探讨，把许叔微的痰成窠囊之说与瘀血联系，首次明确提出了"痰挟瘀血，遂成窠囊"这一科学论断，并极力倡导痰瘀同病，需痰瘀同治才能取效。言肺胀"此乃痰挟瘀血碍气而为病"，备受后世医家推崇。朱丹溪所创立的"痰挟瘀血，遂成窠囊"之说，对后世中医痰瘀相关学说的发展影响极大。明代孙一奎对朱丹溪气、血、痰、瘀为患之论极为称道，指出："津液者，血之余，行乎脉外，流通一身，如天之清露。

若血浊气滞，则凝聚为痰，痰乃津液之变，遍身上下，无处不到。"故论治痰瘀互患之病（如中风、头痛），每从气、血、水入手。明代龚廷贤创制消瘤五海散以化痰软坚、破血祛瘀。此外竹沥化痰丸、沉香化滞丸等，均化痰与祛瘀并举，洵为痰瘀同治之良方。清代名医叶天士对痰瘀相关学说卓有发挥。叶氏将众多疑难、幽深、久耽之疾称为络病，首先创立了"久病入络"学说，认为久病入络，须考虑痰瘀互阻之证。在治疗上，将痰瘀同治法广泛地应用于痛证、郁证、痹证、积聚、癥瘕、噎膈及多种妇科病证。在用药上，善用虫类药物，如虻虫、鳖甲、地龙、蜂房、牡蛎、蜣螂虫、水蛭等类以其血肉之质、动跃攻冲之性，疏经剔络，追拔沉混气血之邪，荡涤痼结之凝痰败瘀。王孟英对温胆汤的应用尤有心得，曰："温胆汤去姜枣加黄连，治湿热挟痰而化疟者甚妙，此古人所未知也。"王氏对痰瘀相关亦深有认识，乃曰："痰饮者，本水谷之悍气……初则气滞以停饮，继则饮蟠而气阻，气既阻痹，血亦愆其行度，积以为瘀。"王氏治痰多用丝瓜络、茯苓、蛤壳、贝母，活血喜加丹参、桃仁、红花。清代唐容川撰写血证专著《血证论》，该书对痰瘀学说亦发挥颇多。他指出："血瘀既久，亦能化为痰水""瘀血流注，亦发肿胀者，乃血变成水之证。"进一步明确地提出瘀血、痰水胶结为害的病理机制，为临床治疗"痰挟瘀血，遂成窠囊"等疑难杂症，提出了具体有效的方药，堪称痰瘀同治之大家。综上所述，痰瘀相关学说源远流长，内容丰富，它滥觞于《黄帝内经》，经两千多年发展，在病因、病理、诊断、治疗以及立法、遣药等各个方面代有阐发，其中以张仲景、朱丹溪、叶天士、王孟英、唐容川等医学巨匠的贡献尤为彰著。①

三、气血痰瘀理论的提出

在上述历代医家痰瘀相关学说的理论基础上，邓铁涛教授尤其推崇王孟英、王清任、叶天士三位医家，临证非常重视气血痰瘀的调治。他认为气为血帅，血为气母，血在脉中运行，有赖于气之率领和推动；维持气机的正常功能又要靠血的滋润和濡养。若两者功能失调，则可产生痰瘀。如气虚无力化津，水湿运行阻滞，则结成痰浊；气机郁滞或气虚无力运血，血行受阻，停而为瘀。反之，痰瘀的形成又会阻碍气机的运行，故气血痰瘀之间相互影响，相互联系。在治疗冠心病多年心得的基础上，提出了气血痰瘀理论。

早在二十世纪七十年代，邓老在论治冠心病时，就提出了冠心病本虚标实，痰瘀相关的病机，本虚主要为心阴心阳虚，标实主要为痰与瘀。因心主火，为阳中之阳，故阳气虚是主要方面。邓老认为广东人体质较之北方人略有不同，岭南土薄地卑，气候潮湿，脾土易受困而聚湿生痰，故冠心病以气虚痰浊型多见。从病因来看，患者多因恣食膏粱厚味，劳逸不当，忧思伤脾，使正气虚耗，脾胃运化失司，聚湿成痰，致气虚痰浊。不单是血瘀为患，痰浊闭塞也是冠心病主要的病理机制之一。故此，邓老提出"痰瘀相关"论，认为"痰与瘀都是津液之病变，两者异中有

① 李辉、邱仕君：《邓铁涛教授对"痰瘀相关"理论的阐释和发挥》，《湖北民族学院学报（医学版）》2005年第1期，第45-47页。

同""痰是瘀的早期阶段,瘀是痰的进一步发展"。此外,邓老认为不仅气滞可导致血瘀,气虚亦可致血瘀。气为血之帅,气虚无力推动血行,则致血瘀。这就从另一角度提示我们,治瘀可通过益气行血之法加以解决,寓通瘀于补气之中。冠心病的本虚,以心气虚为主,与脾的关系甚大。心气虚,主要表现其主血脉的功能低下,而要提高其功能,则有赖于气与血对心的濡养。脾为后天之本,气血生化之源,脾主升运,能升腾清阳,从根本上起到益气养心之效。故邓老强调补益心气重在健脾。此外,脾胃健运,则湿不聚,痰难成,亦为除痰打下基础。

四、气血痰瘀的辨治与邓氏温胆汤

痰与瘀既是病理性产物,同时又可以成为致病因素,痰多能瘀脉,聚瘀可凝痰,临证用药,祛瘀可考虑除痰,除痰宜结合化瘀,或痰瘀同治,而中医名方温胆汤是治疗"痰证"实用有效方剂之一。在治疗时,邓老抓住这一病机,创用益气除痰活血化瘀的温胆加参汤进行治疗。疾病早期重益气化痰,疾病中后期则以心阳虚兼血瘀或兼痰与瘀者为多见,此时可加强活血化瘀之力。处方则在《三因极一病证方论》温胆汤的基础上加益气健脾的党参和活血化瘀的丹参,改陈皮为橘红,成为治疗胸痹(冠心病)的基本方。被同行推为"邓氏温胆汤"。

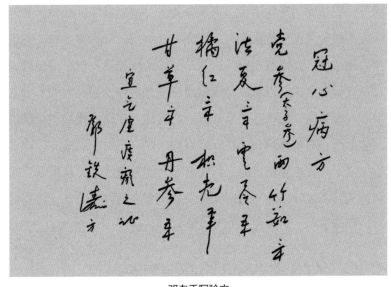

邓老手写验方

冠心病方：党参（太子参）一两，竹茹三钱，法夏三钱，云苓五钱，橘红三钱，枳壳一钱半，甘草二钱，丹参五钱。宜气虚痰瘀之证。

笔者在学习邓老验方的过程中，发现邓氏温胆汤以"气虚、痰瘀阻络"证为基本证，合健脾和化痰二法，着重于补气除痰，兼以行气活血祛瘀。除用于胸痹外，可广泛用于气虚痰瘀所导致的各种病症。

第五节　邓氏温胆汤方解及临床运用范围

一、配方原理

邓氏温胆汤由党参（或太子参）、竹茹、法半夏（或胆南星）、云茯苓、橘红、枳壳、甘草、丹参组成。临床常用量为：党参（或太子参）18g，竹茹10g，法半夏（或胆南星）10g，云茯苓15g，橘红10g，枳壳6g，甘草6g，丹参18g。

方中以党参甘温益气、健脾扶正，丹参活血化瘀，温胆汤除痰利气，条达气机。若口干，改党参为太子参。竹茹清热化痰除烦。法半夏辛温性燥，为燥湿祛痰之要药。胆南星味苦、微辛，性凉，清火化痰，如湿而兼热者，则改法半夏为胆南星。橘红苦温芳香，醒脾行气，枳壳开胸行气，气行则水行，二者并助竹茹、法半夏（或胆南星）化痰。云茯苓健脾渗湿，湿祛脾旺，痰无由生。丹参活血通脉，与枳壳并用行气活血止痛。甘草甘平，补中扶正、调和诸药。全方升清降浊、攻补兼施，共奏益气除痰祛瘀通脉除痹之功，故可用于气虚痰瘀之胸痹证。邓老喜用橘红易陈皮以加强宽胸之力；轻用竹茹意在除烦宁心，降逆消痞；枳壳代枳实，宽中又不破气伤正。党参（太子参）补气扶正，且用量以15～18g为宜，多用反而壅滞，不利豁痰通瘀。

因本病是标实本虚之证，只顾通阳，并非久宜，故加参益气固本，标本同治，不但补益了心气，而且可使"气顺则一身津液亦随气而顺矣"。

二、药物加减

痰瘀相关早期以痰为主，治以祛痰为主，兼以活血，以邓氏温胆汤加三七、桃仁、红花等；痰湿偏重加薏苡仁、浙贝母等。到了疾病中后期，则以痰瘀互结甚至瘀血征象更为突出，此时应加强活血化瘀之力，可用失笑散、桃红四物汤、少腹逐瘀汤、血府逐瘀汤活血，兼加瓜蒌、薤白、法半夏、胆南星、橘络、浙贝母等祛痰；痰瘀互结较甚者，可用祛痰药加活血散结之品，邓老常用温胆汤加三棱、莪术，甚至是一些虫类药；妇科疾病，邓老常用乳香、没药、蒲黄、五灵脂等。邓老在治疗输卵管不通所致的不孕时，常用王清任之少腹逐瘀汤：小茴香7粒（炒），干姜0.6g（炒），延胡索3g，没药6g（炒），当归9g，川芎6g，肉桂心3g，赤芍6g，蒲黄9g，五灵脂6g（炒）。另外，本方对痛经、慢性盆腔炎有效，对习惯性流产之属瘀者、少腹肿块（良性肿瘤）等亦有一定的效果。另外，邓老在治疗时经常用到一些痰瘀同治的药物，如胆南星、桃仁、郁金等。

痰证为主时，温胆汤分量加倍，气虚甚者合用四君子汤或重用黄芪；阴虚者可去法半夏加天花粉、瓜蒌；气阴两虚者合生脉散；南方人气（阴）虚湿热者加太子参、石斛、薏苡仁，益气养阴祛湿；阳气虚衰，四肢厥冷，脉微细或脉微欲绝者，加用独参汤、参附汤或四逆加人参汤（参用吉林参、高丽参或西洋参）；五指毛桃、鸡血藤，两药一入气分一入血分，经常加于方中；舌质黯加丹参、生三七、路路通；舌苔腻加川草薢、白术、薏苡仁。

心血管疾病加五味子、麦冬、太子参、五指毛桃、鸡血藤；心动过速可加玉竹、柏子仁、丹参；期前收缩，脉促者加珍珠层粉1.5g（冲服）；血瘀胸痛甚者加丹参、三七末、豨莶草，或加失笑散1.5～3g（冲服）。

脑血管疾病，高血压加天麻、白术、钩藤、白蒺藜、生牡蛎、石决明、决明子、赭石、牛膝。动脉硬化，脉弦加丹参、五指毛桃、鸡血藤、土鳖虫等。

精神科疾病加夜交藤、酸枣仁、五味子、钩藤、石决明、决明子。

血脂高加山楂、玄参、布渣叶、决明子、何首乌或选用其他除痰之药。

甲状腺功能亢进加山慈菇、玄参、浙贝母、石斛、百合。

肢体痹痛加威灵仙、老桑枝、杜仲、川续断。

大便秘结，枳壳易枳实，加玄参、肉苁蓉。

尿酸高加薏苡仁、玉米须、白茅根。

血糖高加怀山药、玉米须、黄芪、白术。

外感加豨莶草、木蝴蝶、桑叶、玄参。

邓老独出心裁，喜以温胆汤为基础方，活用陈修园加、减、裁、采、穿等法，随体质、疾病、地理等因素提出了治疗病毒性心肌炎等心血管疾病的温胆汤系列衍生方。温胆汤系列衍生方：

（1）参芪温胆汤，益气健脾，化湿除痰。温胆汤加党参、黄芪。

（2）生脉温胆汤，益气养阴，除湿清热。温胆汤加党参、麦冬、五味子。

（3）四君温胆汤，健脾燥湿，理气和胃。温胆汤加党参、白术。

（4）建中温胆汤，温中散寒，燥湿化痰。温胆汤加黄芪、桂枝、芍药。

（5）左金温胆汤，舒肝和脾，清胃化痰。温胆汤加黄连、吴茱萸、白芍、延胡索。

（6）芩连温胆汤，清热化痰。温胆汤加黄芩、黄连。

（7）硝黄温胆汤，清化痰热，泄浊通便。温胆汤加大黄、黄连、芒硝。

（8）四逆温胆汤，舒肝解郁，清化痰热。温胆汤加柴胡、芍药、郁金。

（9）桃红温胆汤，活血通络，理气化痰。温胆汤加桃仁、红花。

（10）三子温胆汤，理气降逆，燥湿化痰。温胆汤合三子养亲汤。

（11）桑蒺温胆汤，平肝潜阳，清化痰热。温胆汤加桑叶、菊花、白蒺藜、钩藤。

（12）蒌贝温胆汤，清热化痰，润肠通便。温胆汤加全瓜蒌、贝母、火麻仁、黛蛤散。

（13）栀豉温胆汤，清郁热，化痰热，宁心神。温胆汤加栀子、淡豆豉、杏仁、合欢皮。

（14）藤皮温胆汤，清化痰热，宁心神。温胆汤加夜交藤、合欢皮、远志。

（15）白金温胆汤，理气化痰，开窍宁神。温胆汤加白矾、郁金、胆南星、石菖蒲、僵蚕、全蝎。

（16）人参温胆汤，补元气，化湿除痰。温胆汤加人参。

（17）十味温胆汤，益气养血，化痰安神。温胆汤加人参、远志、五味子、熟地黄、酸枣仁、生姜、大枣等。

（18）涤痰汤，祛痰开窍。温胆汤加天南星、石菖蒲、人参。

（19）蒿芩清胆汤，清胆泻热，和胃化湿。温胆汤加青蒿、黄芩、碧玉散。

（20）加味温胆汤，化痰养阴，活血安神。温胆汤加黄连、栀子、生地黄、当归、白芍、乌梅、川芎、朱砂。

（21）菖蒲温胆汤，化痰安神。温胆汤加石菖蒲。

（22）竹沥温胆汤，清热豁痰定惊。温胆汤加竹沥。

（23）灯心温胆汤，清心火，化痰热。温胆汤加灯心草。

（24）黄连温胆汤，清心化痰宁神。温胆汤加黄连。[①]

三、临床使用范围

邓氏温胆汤主治气虚痰浊证。如：冠心病一般都有心阳（气）不足或心阴（血）不足证候。在气与血这一对矛盾中，气往往是主导方面，所谓"气为血帅"。心阳（气）或心阴（血）内虚是本病内因，痰与瘀构成冠心病继续发展的外因，故为本虚标实之证。心阳（气）虚临证常见，可用温胆汤加党参，若阳气虚衰者选用独参汤。邓老以益气除痰佐以化瘀的方药治疗冠心病100例，总有效率达95%，其后撰写《冠心病的辨证论治》一文，发表于《中华内科杂志》1977年第1期，影响了我国中西医学界。

证之于临床，邓氏温胆汤除用于治疗冠心病外，还可用于治疗心力衰竭及各种内科杂症，如高血压病、高脂血症、失眠、梅尼埃病、股动脉硬化、食管炎、颈椎病、痛风、甲状腺功能亢进

① 刘兴烈、刘敏雯、张敏州 等：《邓铁涛内科病毒性热病从痰瘀痹治疗思路》，《辽宁中医杂志》2006年第11期，第1392–1393页。

症，以及用于岭南气虚痰湿体质人群的调养。具体治疗时可以治痰为主兼活血，或活血为主祛痰。

邓氏温胆汤治痰证，弟子刘小斌总结其临证使用指征为：

（1）痰病多怪或怪病多痰，即疑难病症可以考虑应用邓氏温胆汤。

（2）精神科疾病，如焦虑症、抑郁症、失眠、不寐、精神异常等。

（3）老年病，脉弦者。老年人脉弦，多是动脉硬化表现，老年人常见的高血压病、冠心病、心律失常、中风、眩晕、震颤麻痹等，也可以考虑应用邓氏温胆汤。

（4）高血脂、高尿酸、高血糖、甲状腺功能亢进、血沉快等，中医辨证属气虚痰浊者。

（5）肥胖症、脂肪肝，肥胖人多痰湿。

（6）大便秘结，脘腹胀满者，如老年人习惯性便秘。

（7）咳吐痰涎者，有外感但不宜用感冒药者。

（8）舌苔腻者，或舌黯者[1]。

---

[1] 刘小斌：《邓氏温胆汤治疗"痰证"临床解读》，《湖北民族学院学报（医学版）》2011年第4期，第46—48页。

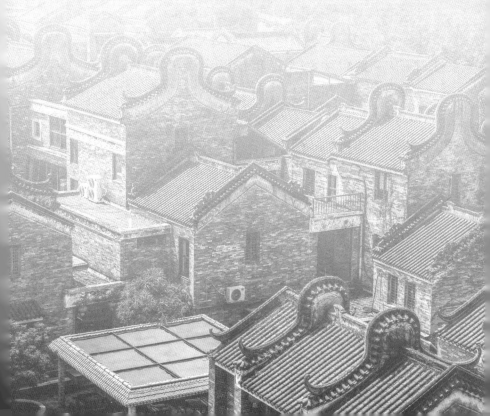

第二章

邓氏温胆汤临证运用介绍

第一节　冠心病（胸痹）

一、冠心病的病因病机

中医学没有"冠心病"这一病名，但古籍所载"真心痛""胸痹""心悸""怔忡""心痛"等病证的叙述与冠心病十分相似。

邓老认为冠心病是由于人体正气内虚，加上劳逸不当，恣食膏粱厚味，或七情内伤，以致痰瘀痹阻心络而成。

在痰瘀相关和多年临床实践的基础上，邓老提出冠心病病机为本虚标实，痰瘀相关。正虚（心阳虚和心阴虚）是本病的内因，痰与瘀是本病继发因素。阳虚、阴虚、痰浊、血瘀构成了冠心病病机的4个主要环节。因心主火，为阳中之阳，故阳气虚是主要方面。结合岭南土薄地卑，气候潮湿，脾土易受困而聚湿生痰的特点，邓老认为南方冠心病患者以气虚（阳虚）而兼痰浊者为多见，当疾病到了中后期或心肌梗死的患者，则以心阳或心阴虚兼血瘀或兼痰瘀为多见，临证重视气虚痰阻在本病中的关键作用。

二、冠心病的辨证治疗

根据上述理论，邓老总结冠心病的证候分型如下：

心阳虚：胸闷、心痛、心悸、气短、面色苍白或黯滞少华、畏寒、肢冷、睡眠不宁、自汗、小便清长、大便稀薄，舌质胖嫩、苔白润，脉虚或缓滑或结代。甚则四肢厥冷，脉微细或脉微欲绝。

心阴虚：心悸、心痛憋气、夜间较显著，口干、耳鸣、眩晕、夜睡不宁、盗汗、夜尿多、腰腿软，舌质嫩红、舌苔薄白或无苔，脉细数而促或细涩而结。

阴阳两虚：既有心阴虚证又有心阳虚证者。

痰瘀闭阻：舌苔厚浊或腻，脉弦滑或兼结、代者为痰阻；舌有瘀斑或全舌紫红而润，少苔，脉涩或促、结、代为瘀闭；若两者兼有则为痰瘀闭阻。痰瘀闭阻之症，可见于上述三型，凡疼痛严重者都应考虑到"痰"与"瘀"的问题。

邓老认为，五脏中每一脏都有其特点，心有阴阳，但心主火，是阳中之阳，故阳气是其主要方面，《黄帝内经》说："背为阳，阳中之阳，心也。"汉代继承这一论点，《金匮要略》论胸痹，认为阳气虚于上，痰湿等阴邪乘虚干扰而成病，治疗强调温阳除痰（湿），以恢复胸中阳气。其治胸痹诸方：瓜蒌薤白白酒汤、瓜蒌薤白半夏汤、枳实薤白桂枝汤、人参汤、茯苓杏仁甘草汤、橘枳姜汤、薏苡附子散，另加治心中痞、诸逆心悬痛之桂枝生姜枳实汤共8方，都是针对阳虚的。选用温胆汤加参正是根据《金匮要略》这一论点。从临证实践来看，只知阳虚不知阴虚是不全面的，心有阴阳两方面，而心阳虚则是这对矛盾的主要方面，即使是心阴虚，亦宜加补气之药。这与肾有阴阳，而肾以阴为主，补肾阳，往往在补肾阴的基础之上是同一道理。本病是本虚标实之证，治标可以恢复胸中之阳气，但不宜久服，故标本同治比较好。李东垣说"相火为元气之贼""壮火食气"，所以桂枝、附子不宜长服。而选用温胆汤以治标，党参益气以固本，必要时加入麦冬，这样的配方，便可以长服多服。心阳虚：一般用温胆汤加党参（竹茹9g、枳壳4.5g、橘红4.5g、法半夏9g、云茯苓12g、党参15g、甘草4.5g）。此方对于期前收缩而舌苔白厚、脉结者有一定的效果。阴阳两虚的，用温胆汤合生脉散，或四君子汤合生脉散；痰证为主，温胆汤分量加倍。[①]

邓老认为治一脏可以调四脏，调四脏可以治一脏，即张景岳五脏之气互为相使之意。调和五脏即可治心，此五脏互为相使，隔一隔二之治法，为中医之优良传统。调理脾胃可以安五脏，"调脾治心"是邓老重要的学术观点；又心与胆通，治心宜先温胆，胆通则心自安；脾为生痰之源，南方心血管疾病患者痰浊或痰瘀互结较为多见，故当调脾或健脾；病位在心，宜加人参（或党参，或太子参）以护之。

邓老制定胸痹的基本治法——"调脾护心法"。针对冠心病脾→心、痰→瘀发生发展的过程，着重从脾胃入手，强调对脾、痰进行诊治，突出了病机之本。以"心脾气虚、痰瘀阻络"证为基本证，合健脾和化痰二法，着重于补气除痰。除痰是一个通法，与补气药同用，通补兼施，有利于心功能的恢复。

在痰瘀相关理论的基础上，针对南方患者多为气虚痰阻的病理特点，邓老在治疗上主张益气除痰祛瘀，临证喜用温胆汤加参（党参、丹参）：竹茹10g，枳壳6g，橘红6g，法半夏或胆南星10g，云茯苓12g，甘草6g，丹参12g，党参15g；若口干，改党

---

① 邓铁涛：《冠心病的辨证论治》，《中华内科杂志》1977年第1期，第40-42页。

参为太子参30g。方中温胆汤除痰利气，条达气机，丹参活血化瘀。具体治疗时可以治痰为主兼活血，或活血为主兼祛痰。气阴两虚者合生脉散；血瘀胸痛甚者加三七末、豨莶草或失笑散；气虚甚者合用四君子汤或重用黄芪；血压高加决明子、赭石、钩藤、牛膝；血脂高加山楂、布渣叶、决明子、何首乌。

三、邓氏温胆汤在冠心病中的应用举例

● 案1：冠心病，心绞痛，陈旧性后壁心肌梗死

邵某某，男，54岁，干部。

因心前区间歇发作针刺样疼痛及压迫感4年余，于1976年1月21日入院。

1971年7—9月因陈旧性心肌梗死在某医院住院，出院月余后经常感到心前区间歇发作针刺样疼痛及压迫感，含服硝酸甘油片后始能缓解，近年来发作较频而入院。舌黯红，苔黄浊腻，脉缓。心电图：窦性心动过缓兼不齐，陈旧性后壁心肌梗死。

中医诊断：胸痹，痰瘀闭阻型。

西医诊断：冠心病，心绞痛，陈旧性后壁心肌梗死。

处方：党参15g，云茯苓12g，法半夏9g，橘红4.5g，甘草4.5g，竹茹9g，枳实6g，布渣叶15g，郁金9g，藿香4.5g。

住院中期曾出现头痛，左手麻痹不适，用健脾补气法以四君子汤加味治疗。处方：党参15g，白术12g，云茯苓15g，甘草4.5g，丹参12g，葛根30g，栀子30g。后期又用温胆汤加味治疗直至出院。住院期间心绞痛发作症状明显减轻，无须含服硝酸甘油片。心电图复查：窦性心律不齐，陈旧性后壁心肌梗死。病者

精神、食欲均正常，于1976年4月26日出院。

出院后续服温胆汤加味制成的丸剂。治疗追踪3个月，无心绞痛发作，病情稳定。

● 案2：冠心病，心绞痛，高脂血症

陈某某，男，58岁，工程师。

因心前区间歇发作压榨样疼痛4年，于1975年10月19日入院。

18年前发现高血压。4年前每于饱餐、劳累、情绪激动时突然出现心前区压榨样疼痛，舌下含服硝酸甘油片能迅速缓解。自发现高血压后胆固醇持续增高。检查：血压150/90mmHg（20/12kPa），心律规则，A2＞P2。舌淡嫩稍暗，苔薄白，脉弦细。胸透：主动脉屈曲延长，左心缘向左下延伸，略有扩大。心电图：运动前为正常心电图；双倍二级梯运动试验明显阳性。胆固醇：8.5mmol/L（330mg/dL）。

中医诊断：胸痹，阳虚兼痰浊闭阻型。

西医诊断：冠心病，心绞痛，高脂血症。

治法：补气健脾除痰，兼予养肝。以四君子汤合温胆汤加减。

处方：党参15g，白术9g，云茯苓12g，甘草4.5g，法半夏9g，竹茹9g，枳实4.5g，决明子30g，桑寄生30g，何首乌30g。

病者住院共80天，仅发作1次心前区压榨样疼痛，经服失笑散后缓解。出院前复查：心电图双倍二级梯运动试验阳性，胆固醇5.2mmol/L（200mg/dL）。患者自觉症状明显改善，于1976年1月16日出院。

出院后一直坚持门诊治疗，服温胆汤加味丸剂，并坚持适当体育锻炼。追踪7个月，病情稳定。

● **案3：冠心病伴陈旧性前壁心肌梗死**

陈某某，男，70岁。

因反复胸部闷痛8个月，加重4天。于2001年1月28日入院。

患者去年5月份在外旅游时突发心前区闷痛，即在当地医院就诊，行冠脉造影示：冠状动脉三支病变，前降支、回旋支闭塞。当时诊断为急性心肌梗死，经治疗病情好转稳定，当地医院建议行冠脉搭桥术，但患者因经济困难而拒绝。此后仍有反复心前区闷痛不适，多为劳力时诱发，持续10～15min，含服硝酸甘油能缓解。近4天患者又觉胸闷不适，伴咳嗽，气促，动则加甚，双下肢浮肿，遂入我区治疗。入院时症见：神清，疲倦，胸闷，咳嗽，痰白，气促，动则加甚，双下肢轻度浮肿，口干，纳眠欠佳，不能平卧，二便尚调，舌淡暗，苔白微浊，脉细数。查体：双肺呼吸音粗，中量干啰音及少量湿啰音，心率：100次/min，期前收缩7～8次/min，心尖区闻SM3/6杂音，双下肢Ⅰ度浮肿。心电图示：窦性心动过速，陈旧性前壁心肌梗死、左前分支传导阻滞、频发房性期前收缩、室性期前收缩、心肌劳损。全胸片示：慢性支气管炎肺气肿，主动脉硬化，符合冠心病诊断。心脏彩超示：左室前间隔、前壁、下壁、尖段心肌变薄，运动低平，左室射血分数25%。

中医诊断：胸痹（气虚痰瘀）。

西医诊断：冠心病、陈旧性前壁心肌梗死、心律失常（频发房性期前收缩、室性期前收缩）、慢性心功能不全、心功能

Ⅳ级。

入院后中医治以涤痰活血，汤药予温胆汤加丹参、桃仁、川芎等，并予静滴灯盏花素，口服通冠胶囊、固心胶囊，配合西医强心、利尿、扩血管、抗心律失常等治疗。患者双下肢浮肿消退，期前收缩消失，但仍有胸闷，气促，动则加甚，不能平卧，需24小时持续静脉滴注硝酸甘油。

2月1日请邓老查房，邓老诊病时见患者神清，疲倦，少气乏力，心前区有憋闷压迫感，动则喘促，不能平卧，咳嗽，痰少色白，纳呆。望诊见患者面色无华，唇色淡暗，舌质淡暗，舌边见齿印及瘀点瘀斑，舌底脉络迂曲紫暗，苔薄白微腻，左脉弦，右脉紧涩。邓老辨证为气虚痰瘀阻脉，给予益气涤痰活血，汤药仍以温胆汤加减：竹茹10g，枳壳6g，化橘红6g，半夏10g，党参24g，茯苓15g，白术12g，五指毛桃30g，炙甘草6g，丹参15g，三七末3g（冲服）。服3剂后，患者胸闷、气促减轻，精神好转，面有华色，不需再用硝酸甘油持续静脉滴注。

2月8日邓老复诊，患者胸闷偶有发作，活动时少许气促，咳嗽，痰白，纳呆，大便干结，舌淡暗，苔微浊，脉滑寸弱。邓老认为患者气虚之象明显，应加强益气，于上方中白术用30g，五指毛桃用50g，加火麻仁30g，另予吉林参6g炖服，进3剂。病情进一步好转，胸闷偶有发作，无咳嗽，气促，胃纳增，大便调。复查心电图示：陈旧性前壁心肌梗死，左前半支传导阻滞。于2月12日出院，门诊以原方续进10剂巩固疗效，嘱患者忌肥甘饮食，戒烟酒，以防复发。[①]

● **案4：不稳定型心绞痛伴高血压病3级**

潘某某，男，79岁。

因反复胸闷10余年，加重1周。于2001年3月17日入院。

患者10年前出现反复胸闷，每于劳累后发作，休息后数分钟可缓解，曾于中山医科大学附属医院诊为"冠心病"，服用"消心痛、鲁南欣康"等药物，症状反复。1周来症状加重，每于晨起时胸闷伴胸痛，持续时间延长。2001年3月17日晨再次发作胸闷痛，伴冷汗出，服速效救心丸后约1小时缓解，欲系统诊治收入院。入院时症见：神情疲乏，胸闷隐隐，动辄气促，无胸闷痛及冷汗出，纳眠欠佳，小便略频，大便溏。未见阵发性夜间呼吸困难及下肢水肿。既往高血压病史30余年，最高达29.33/15.33kPa，服用"洛汀新、圣通平、开搏通、心痛定"等药物，血压控制于170～185/85～95mmHg。体格检查：T37.0℃，P86次/min，R18次/min，Bp22.67/11.6kPa。唇紫绀，颈静脉无怒张，双肺呼吸音清，双下肺散在细湿啰音。心界向左下扩大，心尖抬举性搏动，心率86次/min，律齐，心尖部SM2/6，主动脉瓣区第二心音亢进。肝脾未触及肿大，双下肢轻度浮肿。舌淡，苔白厚，脉弦。心电图示：完全性右束支传导阻滞，左前分支传导阻滞，u波改变。心肌酶谱正常。

中医诊断：胸痹（气虚痰瘀）。

西医诊断：①冠心病，不稳定型心绞痛；②高血压病3级；

---

① 吴焕林：《邓老调脾法治疗冠心病医案2则》，《福建中医药》2005年第3期，第26–28页。

③肺部感染。

因患者以胸闷痛为主诉，属中医胸痹范畴。患者年老体衰，正气不足，脾失健运，痰浊内生；气鼓动血脉不利，瘀血内停；痰瘀互阻于胸中，故胸闷痛；气虚，故疲乏气促；脾失健运，故纳差便溏；舌淡，苔白厚，脉弦均为气虚痰瘀之象。病位在心脾，病性为本虚标实。

入院后，邓老以益气活血化痰治之：化橘红6g，半夏10g，茯苓12g，甘草5g，枳壳6g，竹茹10g，党参24g，丹参12g，豨莶草10g，黄芪30g，五指毛桃20g，三七末（冲）3g，5剂。服药后患者症状显著改善，胸闷痛发作次数减少，程度减轻，精神、纳眠改善。

为进一步明确诊断并争取治疗，3月21日送介入室行冠脉造影，术程顺利。检查发现患者为三支弥漫严重病变，无法行支架植入，因患者体质较差，家属拒绝做冠脉搭桥术。术后转ICU监护1天，22日转回我科。转入后患者因得知病情严重而焦虑，心绞痛反复发作，口干苦，纳差，大便结，舌红，苔黄白厚，脉细。考虑兼夹有痰热，原方酌加清热化痰之品，但患者情况未见好转，心绞痛反复发作。2001年4月2日凌晨5时突然胸闷痛而醒，气促，出冷汗，呼吸24次/min，心率94次/min，双肺干湿性啰音。考虑急性左心衰，急查心肌酶谱后予以抗心衰治疗，症状有所控制，仍胸闷隐隐。心肌酶谱示：CK-MB（肌酸激酶同工酶）达24U，未排除心肌梗死而再次转入ICU。采用抗凝、扩冠等治疗后胸闷痛仍时有发作，但痛势有所减轻，各项检查排除心肌梗死，4月10日转回内科治疗。

4月12日邓老查房，见患者轻度胸闷心悸，短气，精神、纳眠欠佳，口干，干咳，小便调，大便干，面色潮红，唇暗，舌嫩红而干，苔少、微黄浊，右脉滑、重按无力，尺脉尚有余，左脉弱，中取脉弦。查心率62次/min，心音低钝。证属气虚痰瘀，兼有津伤，治以益气生津，化痰通络。拟方：太子参30g，茯苓15g，山药12g，竹茹10g，枳壳6g，化橘红6g，石斛15g，胆南星10g，天花粉10g，橘络10g，木蝴蝶10g，甘草5g，红参须12g（另炖），五指毛桃50g，3剂。

4月16日见劳力时稍气促胸闷，精神、纳眠可，面色稍红，舌质暗红，苔白浊，脉细弱，仍益气养阴，活血化痰：上方红参须换为西洋参10g（另炖），4剂。4月20日症减，守方4剂。

4月23日，纳差，便溏、一日数行，面黄白无华，舌质暗红，苔少而白，脉弱。心电图示：心动过缓。减少滋阴药，拟参苓白术散加减：党参15g，茯苓12g，白术10g，山药20g，薏苡仁12g，甘草5g，砂仁6g（后下），桔梗10g，白扁豆12g，陈皮6g，半夏10g，竹茹10g，4剂。

4月28日，腹泻止，活动后心悸，气促，舌质暗红，右侧舌苔浮浊，左侧苔少薄白，脉迟。因陈皮、半夏偏燥，改为橘红8g，石斛12g，西洋参10g（另炖）。

5月1日，疲乏，咳嗽，痰难咯，劳力后少许胸闷，无气促，大便溏，4～5次/d，舌嫩红，苔中浊，尺弦滑，寸细弱。邓老查房后示：心肺气阴两虚，痰瘀内阻，拟方：五指毛桃50g，太子参30g，茯苓12g，山药15g，竹茹10g，枳壳3g，橘红3g，石斛12g，橘络10g，沙参10g，胆南星10g，桔梗10g，甘草5g，红参

12g（另炖），7剂。

5月8日，精神可，偶胸闷，较快缓解，胃脘隐痛，大便调，舌嫩红，苔中浊，脉弦滑，守上方服用4剂后诸症消除，出院门诊随诊。[①]

● 案5：冠心病心律失常

劳某，男，60岁。因心悸、气急、胸闷10余天，于1976年4月21日入院。10余天前开始气急、心悸、左前胸闷，尤以劳动后为甚。胸闷有压迫感，但不反射至其他部位，一直未做检查。以往无高血压史。检查：血压116/78mmHg，能平卧，心律不规则，心率102次/min，心音强度不一，各瓣膜区未闻及杂音。唇舌黯红，少苔，舌边有瘀斑，脉促，脉搏短绌。X线胸部透视：主动脉段稍增宽，各房室不增大，心电图示心房颤动。西医诊断为冠心病、心律失常；中医诊断为胸痹，阴阳两虚兼痰瘀闭阻型。治疗原则：养心除痰，佐以活血祛瘀法。初用温胆汤合生脉散，方中人参用党参效果不显，发现病人脉促而虚大稍数，舌红少苔，为明显气阴不足，乃改用：吉林参须9g（另炖）、麦冬9g、五味子9g、云茯苓12g、炙甘草6g、橘红4.5g、竹茹9g、玉竹15g、珍珠层粉1.5g（冲）。服药后第二天心律规则，无脉搏短绌现象。心电图复查示窦性心律，左前半束支传导阻滞，肢导联低电压。仍照前方，唯将吉林参须改为党参，服药3天后恢复心房颤动。考虑心房颤动反复主要与党参易吉林参须有关，后仍守前方，人参仍用吉林参须9g，几天后心律又恢复窦性心律，

[①] 吴焕林：《邓老调脾法治疗冠心病医案2则》，《福建中医药》2005年第3期，第26–28页。

自觉症状减轻。仍守前方吉林参须改为6g，后又发现心律不规则和脉搏短绌现象，将吉林参须改为9g，心律又恢复规则。几次处方更换，几次心房颤动反复，皆与补气药有关。守前方一段时间后，去吉林参须代以党参、黄芪及五指毛桃以加强补气药，心律一直稳定，观察一个多月，症状无反复。1976年7月6日心电图复查示窦性心律，左前半束支传导阻滞。目前患者一般情况好，心律规则，好转出院。[①]

第二节　病毒性心肌炎

一、病毒性心肌炎的病因病机

病毒性心肌炎是由于病毒感染侵犯心脏，引起心脏局限性或弥漫性的急性或慢性心肌炎性病变，机体免疫功能低下的人群感冒后容易诱发，病情轻重不一，临床主要表现为心悸、胸闷、呼吸困难等，属中医学心悸、胸痹等范畴。本病常因正气亏虚，感受风热、湿热邪毒而致，病机复杂，常虚实夹杂，病变部位主要在心，常累及肺、脾、肾等脏腑。根据病程长短及具体症状可分为毒邪（湿毒）侵心、气阴两虚（阴阳两虚）余毒未尽、气虚（阳虚）痰瘀等证。

邓老认为，病毒性感染所致发热的患者，大半属湿热内蕴，

① 邓铁涛：《冠心病的辨证论治》，《中华内科杂志》1977年第1期，第40-42页。

除表现有恶寒发热、苔厚腻主症外，还可见头晕口苦、身重倦怠、胸闷纳呆、脉象弦滑等一派邪伏少阳和阳明的症状，湿毒之邪与六淫之邪合而为痹，痹在五体，则关节痛；痹在五脏，则为心痹、肝痹等。一旦热毒与痰瘀胶结，则阻碍气机而郁结，痰、瘀、虚、毒始终贯穿于其病程进展中，热毒、痰瘀、湿痹、体虚俱存。

二、病毒性心肌炎的辨证论治

邓老认为，病毒性心肌炎属心痹病，可从痹证论治，"我们的治疗不是只知与病毒对抗，而是注意祛邪，祛邪或透邪，不是杀病毒"。若病毒性心肌炎等内科病毒性疾病兼有痰瘀痹，选方用药须在清热解毒的基础上，兼以活血化痰通络。其兼治法的理论基础是气血痰瘀理论、痰瘀相关，继而推之，湿瘀亦相关，热毒、湿热、瘀血互为标本。治疗在分期论治的基础上坚守扶正祛邪、清热解毒、活血化痰、除湿通痹诸法综合应用，规范用药，是提高临床疗效的关键，也是该病辨治的总要求。故邓老喜以温胆汤为基础方加减治疗病毒性心肌炎等诸多心血管疾病。

三、邓氏温胆汤在心肌炎中的应用举例

雷某，女，40岁。1997年7月1日入院。

心慌、心悸、心前区翳闷半月。患者于5月1日受凉感冒，头痛鼻塞，自服康泰克等药，症状消失，仍有咽部不适。半月前因过劳后出现心慌、心悸，胸前区翳闷不适，查心电图示：偶发室性期前收缩。服心血康、肌苷等，症状未见缓解。3天后于某医

院行动态心电图示：频发单纯性期前收缩。诊为病毒性心肌炎，予抗病毒口服液、抗生素及盐酸美西律片等药治疗，疗效不明显，遂收入我院。自述胸闷，心慌心悸，时作时止，疲倦乏力，睡眠差，纳一般，二便调，舌淡暗边有齿印，苔少，脉结代。

体查：神清，疲倦，双肺未闻及干湿性啰音，心界不大，心率66次/min，律欠齐，可闻期前收缩2～3次/min，未闻及病理性杂音。实验室检查：血常规、类风湿因子、血沉均正常。心脏彩超：各房室腔均不大，各瓣膜形态及活动尚可，左室心肌、心尖部内膜增厚，回声增强，有瘢痕形成，运动减弱。超声诊断：心肌炎改变。ECT：静态心肌显像示心肌前壁病变。既往有风湿性关节炎史20年，经治疗病情稳定，有慢性咽炎史20多年，且常复发，有青霉素、链霉素、海鲜等过敏史。

中医诊断：心悸。

西医诊断：心肌炎，心律失常，频发室性期前收缩。

四诊合参，证属气阴两虚，痰瘀内阻。治以扶正祛邪，补益气阴，养心安神为主，佐以祛瘀通脉。方以炙甘草汤加减。

处方：炙甘草20g，党参30g，生地黄20g，火麻仁（打）20g，麦冬15g，阿胶（烊）10g，桂枝12g，大枣6枚，生姜9g。5剂，每日1剂，水煎服。配合中成药宁心宝、生脉饮、滋心阴口服液、灯盏花素片治疗。

二诊：7月5日。精神好转，偶有心慌、心悸、胸闷，胃纳、睡眠均可，无口干，二便调，舌淡暗边有齿印，苔薄白，脉涩。

查体：心率81次/min，律欠齐，可闻期前收缩1～2次/min。心电图示：大致正常。气阴已复，痰瘀渐显，治以益气养阴，豁痰祛瘀通脉。

处方：炙甘草30g，党参30g，茯苓30g，生地黄20g，丹参20g，火麻仁（打）20g，麦冬15g，阿胶（烊）10g，桂枝12g，桃仁12g，法半夏12g，大枣6枚。4剂，每日1剂，水煎服。

三诊：7月9日。精神好，心慌、心悸、胸闷偶作，胃纳、睡眠尚可，二便调，舌淡暗，苔稍腻，脉细涩。心率78次/min，律欠齐，可闻及期前收缩1～2次/min，此为养阴太过，痰瘀明显，改益气健脾，涤痰祛瘀通脉为治。

处方：枳壳6g，橘红6g，白术15g，茯苓15g，竹茹10g，炙甘草10g，法半夏10g，太子参30g，五指毛桃30g，三七末（冲）3g，火麻仁（打）24g，丹参20g。每日1剂，水煎服。

守方服20天，诸症消失，胃纳、睡眠尚可，二便调，舌淡红苔薄，脉细。心率80次/min，律齐，24小时动态心电图示：窦性心律，偶发性室性期前收缩，仅原发室性期前收缩4个，出院。

按：辨证属于阴阳两虚的心悸证，邓老常用炙甘草汤治疗。岭南地域气候湿热，湿聚成痰，南方心血管疾病患者痰浊或痰瘀互结较为多见，湿性凝滞，易导致病情缠绵，故治疗时常需注意健脾祛湿化痰，"调脾治心"。本例患者三诊时邓老认为除气阴虚外，兼见痰瘀之实邪，若一味滋阴，恐有生痰助邪之嫌，故阴复后，则将治法易为益气涤痰祛瘀为主，兼顾养阴。邓老以自拟之温胆加参汤治疗，意在益气健脾，涤痰祛瘀；邪祛则胸中清阳得以正位，心神得养而神自安，从而获得良好疗效。

第三节　高血压病

一、高血压病的病因病机

随着社会的发展，饮食和生活习惯的改变，高血压病发病越来越年轻化，近年来已引起医学界的高度重视。中医无高血压病之病名，根据本病的主要症状及发展过程，属于中医之"眩晕""头痛""肝风""中风"等病证的范围。

邓老认为引起高血压病的原因很多，首先是情志失节，如心情不畅、恼怒与精神紧张等，此外，过嗜烟酒辛辣、肥甘厚腻，均可引起肝失疏泄、肝阳过亢、痰浊上扰和肝肾阴虚等病理变化，从而导致高血压病的发生。

从高血压病的证候表现来看，其受病之脏主要属于肝。而肝脏之阴阳得以平衡又与其他各脏腑有密切的关系。

二、高血压病的辨证治疗

邓老认为对高血压病患者，宜详查症脉，如症见头晕、头痛、心烦易怒、夜睡不宁，或头重肢麻、口苦口干、舌微红、苔薄白或稍黄、脉弦有力，则为肝阳上亢型，此型多见于高血压病早期。若症见眩晕耳鸣、心悸失眠、腰膝无力、记忆力减退，或盗汗遗精、形瘦口干、舌质嫩红、苔少、脉弦细或细数，则为肝肾阴虚型，本型常见于久患高血压病者。气虚痰浊型则多见于高血压病中期，症见头晕头重、胸闷、气短、纳减、倦怠乏力，或恶心泛吐痰涎、舌胖嫩、舌边有齿印，苔白腻、脉弦细滑或虚大而滑。阴阳两虚型则常见于高血压病后期，症见头晕眼花、耳鸣、腰酸、腰痛，或阳痿遗精、夜尿多、自汗盗汗，或形寒肢冷、气短乏力，舌淡嫩或嫩红，苔薄白润，脉细弱。上述诸证，临床上有时单独出现，有时兼见，临证时须根据具体情况辨治。

在治疗时，邓老认为高血压病与肝的关系甚为密切，调肝为治疗高血压病的重要一环。同时由于五脏相关，肝脏之阴阳得以平衡，又与肾水、肺金、脾土有密切的关系。若与其中任何一方出现矛盾，即可影响肝脏阴阳的平衡而发病。在治疗时，邓老也抓住这一特点，或平肝潜阳，或滋肾养肝，或肝肾双补，或健脾益气平肝。

如肝阳上亢者，宜平肝潜阳，用自拟"石决牡蛎汤"（组成：石决明、生牡蛎、白芍、牛膝、钩藤、莲子心、莲须）。此方用介类之石决明、牡蛎平肝潜阳，为主药；钩藤、白芍平肝息风，为辅药；莲子心清心平肝，莲须益肾固精，为佐药；牛膝下行，为使药。苔黄、脉数有力加黄芩；苔黄干兼阳明实热便秘者，可加大黄之类泻其实热；苔厚腻去莲须加茯苓、泽泻；头痛甚者，加菊花或龙胆草；头晕甚加天麻；失眠加夜交藤或酸枣仁。

肝肾阴虚者，宜滋肾养肝，用自拟"莲椹汤"［组成：莲须、桑椹、女贞子、墨旱莲、怀山药、龟板（先煎）、牛膝］进行治疗。此方以莲须、桑椹、女贞子、墨旱莲滋养肝肾为主药；山药、龟板为辅药；牛膝为使药。兼气虚加太子参；舌光无苔加麦冬、生地黄；失眠心悸加酸枣仁、柏子仁。

气虚痰浊者，宜健脾益气，喜用自拟"赭决七味汤"［组成：黄芪、党参、陈皮、法半夏、云茯苓、代赭石（先煎）、决明子、白术、甘草]。重用黄芪合六君子汤补气以除痰浊，配以赭石、决明子以降逆平肝。若兼肝肾阴虚者，加何首乌、桑椹、女贞子之属；若兼肾阳虚者，加肉桂心、仙茅、淫羊藿等；若兼血瘀者，加川芎、丹参等。

阴阳两虚者，宜补肝肾潜阳，用自拟"肝肾双补汤"[组成：桑寄生、何首乌、川芎、淫羊藿、玉米须、杜仲、磁石（先煎）、生龙骨（先煎）]。若兼气虚加黄芪。若肾阳虚为主者，可用"附桂十味汤"（肉桂、熟附子、黄精、桑椹、丹皮、云茯苓、泽泻、莲须、玉米须、牛膝）。若肾阳虚甚兼浮肿者，用真武汤加杜仲、黄芪。

三、邓氏温胆汤在高血压病中的应用举例

● 案1

湛某，女，56岁。

1988年8月18日初诊时自诉有10多年高血压病史。血压常波动于150～170/90～110mmHg，症见头晕，头痛，胸闷，心慌，动则汗出，纳呆，大便干结，舌淡黯，苔薄白，脉细涩。

中医诊断：头痛，眩晕。

西医诊断：原发性高血压病。

辨证：气虚痰阻兼瘀，治以益气除痰兼祛瘀。

邓老处方：丹参20g，云茯苓15g，法半夏10g，枳壳6g，竹茹10g，橘红6g，白术15g，甘草3g，五指毛桃30g，决明子30g，糯稻根30g。

配合下方益气除痰佐以调理肝肾：竹茹10g，枳壳6g，决明子30g，甘草3g，泽泻10g，生牡蛎30g（先煎），丹参15g，太子参15g，杜仲12g，牛膝15g，橘红6g。

常用此二方加减治疗。患者头晕、头痛明显减轻，胸闷、心悸不明显，有时因情绪激动、疲劳或外感致血压波动，临时自行加服降压药外，一直坚持用中药治疗。

1992年9月18日复诊时诉血压稳定，多保持在125～150/80～90mmHg，平时偶有头晕，精神、胃纳、睡眠良好。仍用益气祛痰适加平肝潜阳、调理肝脾之剂调理。

● 案2

贾某，男，38岁，2001年3月16日初诊。

患者诉头痛反复1年，伴头晕头胀，间服西药心痛定、倍他乐克等治疗，血压控制不理想，遂求助于中医。测血压为165/95mmHg，诊查见：舌质淡红、苔薄黄，脉细滑弦。

中医诊断：头痛。

西医诊断：高血压病。

辨证：肝阳上亢，痰浊内阻。

治法：平肝潜阳，祛痰化浊。

处方：以温胆汤加减。云茯苓15g，竹茹10g，胆南星10g，枳壳6g，甘草6g，钩藤15g（后下），菊花15g，白芍15g，丹参24g，牛膝15g，桑寄生30g，决明子30g。

二诊：4月6日。患者仍头痛头胀，口干，舌尖红，苔薄白，脉细弦，测血压为170/105mmHg，治以清肝为主。处方：菊花15g，钩藤15g（后下），夏枯草15g，赤芍15g，决明子30g，石决明30g，丹参24g，牛膝15g，桑寄生30g，生地黄24g，天麻10g，薏苡仁24g。同时嘱患者以杭菊花泡茶晨喝。

三诊：4月13日。患者诉头痛有减轻，舌尖红，舌质淡红，苔微黄，脉细弦。测血压170/120mmHg。处方：云茯苓15g，竹茹10g，胆南星10g，枳壳6g，甘草6g，橘红10g，石菖蒲10g，杜仲10g，丹参24g，牛膝15g，桑寄生30g，决明子30g。

四诊：4月27日。患者头痛减轻，口干，寐可，舌质淡，苔薄白，脉细弦。测血压140/105mmHg。处方：云茯苓15g，竹茹10g，枳壳6g，甘草6g，石菖蒲10g，丹参24g，桑寄生30g，决明子30g，石决明30g，生牡蛎30g，豨莶草15g，菊花15g。

五诊：5月11日。患者头痛头胀明显减轻，口干，寐可，舌质淡，测血压130/90mmHg。处方：云茯苓15g，竹茹10g，枳壳6g，甘草6g，石菖蒲10g，丹参24g，决明子30g，石决明30g，生龙骨30g，生牡蛎30g，菊花15g，牛膝15g。

六诊：6月1日。患者头痛时作，时有头晕眼花，舌质淡红，苔微黄浊，脉细，测血压130/100mmHg。处方：石决明30g，生龙骨30g，生牡蛎30g，云茯苓15g，甘草6g，丹参24g，桑寄生30g，白蒺藜10g，豨莶草15g，白芍15g，牛膝15g，菊花15g。

七诊：6月8日。患者头痛时作，次数较前明显减少，口干，舌质淡，苔薄黄，测血压140/90mmHg。处方：云茯苓15g，竹茹10g，胆南星10g，枳壳6g，甘草6g，橘红10g，石决明30g，生龙骨30g，生牡蛎30g，桑寄生30g，牛膝15g，丹参24g。

八诊：6月29日。患者头痛不显，口干，颈部不适，舌质淡，苔薄白，测血压130/90mmHg。处方：竹茹10g，胆南星

10g，枳壳6g，甘草6g，橘红10g，白蒺藜10g，生龙骨30g，生牡蛎30g，桑寄生30g，牛膝15g，丹参24g。

九诊：7月6日。患者偶尔头痛头晕，时有流鼻涕，口干好转，舌质淡，苔薄白，脉细，测血压130/90mmHg。处方：竹茹10g，胆南星10g，枳壳6g，甘草6g，橘红10g，泽泻10g，决明子30g，桑寄生30g，牛膝15g，丹参24g，玉米须30g，蔓荆子10g。

此后，患者又复诊两次，血压稳定在130/90mmHg左右，头痛不显，个人经济原因未坚持治疗。

● 案3

李某，男性，51岁，飞行员。

既往体健，因"头胀痛2天"于2001年8月22日入院。

2天前患者出现头胀痛，呈持续性，伴少许胃脘部胀闷不适，当时无明显头晕目眩、恶心呕吐等症状，无神志改变，于当地诊所测血压为196/126mmHg，予圣通平每天2次，每次20mg口服后，血压仍控制欠佳，头胀痛无明显缓解，遂来我院就诊。入院时患者神清，倦怠，面色潮红，诉头胀痛明显，无明显头晕目眩、恶心呕吐，无口干口苦。纳食尚可，夜眠差，二便尚调。舌暗红，舌苔薄白，脉沉弦。查体：血压185/110mmHg。神清，精神疲倦，面色潮红。心界不大，心率74次/min，律齐，各瓣膜听诊区未闻及杂音。肝脾肋下未触及，双下肢无水肿。

中医拟诊：头痛（肝阳上亢挟瘀）。

西医拟诊：高血压病3级（高危组）。

即给予监测血压，低盐低脂饮食，完善相关检查，中药以平肝潜阳、活血止痛为法，予香丹针静脉滴注以活血，配合开搏通及倍他乐克控制血压。

处方（8月23日）：天麻12g，钩藤15g（后下），决明子30g，丹参18g，赤芍12g，牛膝12g，益母草20g，橘红6g，枳壳6g，生地黄12g。

每天1剂，水煎服。

服药后患者头痛缓解不显，面色潮红稍减，血压仍高，达180/120mmHg，服心痛定后不降，予压宁定30mg口服后可降至160/90mmHg，但仍波动较大。肾上腺CT：正常。考虑为原发性高血压病，予开搏通加倍，停倍他乐克，改以络活喜、吲达帕胺缓释片联合降压，但患者血压仍居高不下，枕部剧烈胀痛反复发作，并多次呕吐胃内容物。26日行头颅CT检查未见异常。28日再次将络活喜、吲达帕胺缓释片、开搏通等加量，中药改以活血祛风止痛为法。但疗效仍差，血压波动在160～180/90～110mmHg。遂请邓老会诊。

8月31日邓老一诊：患者倦怠乏力，头胀痛，时恶心欲呕，纳谷不香，夜眠差，大便稍溏，小便正常。舌淡红稍暗，中根黄腻，边有齿痕，脉沉弱。辨证脾虚痰瘀，以益气健脾、祛痰活血为法，处方：黄芪60g，云茯苓15g，白术15g，薏苡仁30g，枳壳10g，竹茹10g，橘红6g，牛膝15g，佩兰10g，扁豆花10g，决明子30g，甘草3g。服1剂后即觉诸症缓解，头痛消失，胃脘舒畅，全身得轻，血压平稳下降。续服2剂后诸症基本消失，头痛全无，仅胃纳稍差，略觉乏力。降压药已减至单用开搏通，血压平稳。

9月3日邓老二诊：患者头痛已消失，无恶心欲呕，纳谷欠香，略觉倦怠，夜眠尚可，二便正常。舌淡稍暗，苔薄白微腻，边见少量齿痕，脉弱。证属脾虚挟痰，以益气健脾化痰为法，调方如下：黄芪60g，党参20g，五指毛桃30g，云茯苓15g，白术15g，怀山药15g，砂仁6g（后下），枳壳10g，橘红6g，佩兰10g，扁豆花10g，甘草6g。患者血压平稳，9月4日出院，带中药续服。

● 案4

池某，男，75岁，头晕、失眠20余年。经检查诊断为：①原发性高血压病Ⅰ期；②颈、腰椎骨质增生；③老年性肺气肿；④慢性咽炎、声带息肉。症见：头晕头痛，睡眠不宁，一直服用舒乐安定方能入睡，停药则无法入睡，伴四肢麻木，咽喉不利，大便秘结，舌淡黯、舌体胖大、苔白，脉左紧右弦滑。邓老综合其四诊资料，辨证为痰瘀互结，风湿痹阻，脾胃虚弱，肝肾不足。病情复杂，虚实夹杂，予中药内服健脾益气，理气化痰，以中药外洗祛风除湿，活血化瘀。

处方：（1）竹茹10g，枳壳6g，橘红6g，茯苓15g，肉苁蓉15g，党参24g，决明子24g，白术30g，鸡血藤30g，夜交藤30g，甘草5g。水煎内服，每天1剂。

（2）川芎12g，桃仁12g，艾叶15g，赤芍15g，续断15g，防风10g，羌活10g，丹参18g，红花6g，生葱4条，米酒20g，米醋20g。煎水浴足，每晚1次。

一周后二诊：头晕失眠好转，舒乐安定已减量，且血压平稳，下肢麻木亦好转，舌脉同前，仍便秘难解。（1）方中白术改为50g，肉苁蓉改为18g，去决明子，加牛膝12g，酸枣仁24g，远志5g。（2）方中加桂枝15g，独活10g，当归尾10g。

上两方调治月余，诸症减轻，痰瘀风湿渐去，虚象渐现，在原方基础上加益气健脾之品，如黄芪、党参、五指毛桃等，浴足方不变。

三诊：头晕、失眠明显缓解，下肢麻木明显减轻，精神转好，鼻准头明亮，好转出院。

● 案5

宋某某，男，59岁，干部。

因头晕心悸胸闷，高血压8年，于1976年3月20日入院。

8年前开始觉头晕眼花，并发现高血压。血压波动在170～230/110～130mmHg，伴心悸胸闷气短，四肢麻木，视物模糊，全身乏力。近2周来症状加重而入院。3年前患者在某医院普查心电图双倍二级梯运动试验阳性，诊为高血压冠心病。入院检查时神清，体形肥胖高大，血压230/130mmHg，心律规则，舌嫩红稍暗，苔腻，脉弦滑。X线胸部透视主动脉段增宽伸长迂曲。心电图检查：心肌劳损，左室电压稍高，双倍二级梯运动试验阳性。眼底动脉硬化1～2度。诊为高血压冠心病。中医诊断为胸痹、眩晕。中医辨证认为病因为心气不足、痰瘀阻滞、肝阳偏盛。治疗从补气化痰、活血通瘀、平肝潜阳立法。处方：党参18g，云茯苓18g，枳壳5g，橘红5g，竹茹12g，赤芍15g，代赭石30g（先煎），牛膝15g，决明子30g，玉米须30g，黄芪30g（或五爪龙30g代）。入院后处方多重用黄芪，经用上方随证加减治疗血压过高时曾配合用复方降压素，患者头晕、眼花、气短等症状大为减轻，胸闷消失，血压稳定维持在150～170/100～110mmHg，复查心电图为慢性冠状动脉供血不足、双倍二级梯运动试验阴性，症状改善，共住院88天。于1976

年6月17日出院。出院后继续门诊治疗，病情稳定。

● 案6

黄某，男性，48岁，干部。

因头晕头痛胸翳7年来诊。

患者7年前因驱钩虫治疗服药后眩晕而往医院诊治，当时发现血压高，经服利血平、益寿宁和中药等治疗，血压能下降，波动在120～130/90～100mmHg。1976年6月曾在某医院做心电图检查确诊为"冠心病"，因1977年8月服利血平治疗高血压，引起消化道大出血而要求中医中药治疗。体查：体温36℃，血压200/130mmHg，体肥胖，心率68次/min，心尖区闻二级收缩期杂音，心界向左扩大，肝脾未触及，未引出病理神经反射。心电图检查左室肥大，心肌劳损，X光胸透主动脉升降部加长加宽与左心室向左后扩大，符合主动脉硬化及高血压性心脏病。眼底检查示：早期动脉硬化，黄斑部陈旧性病变。舌暗淡、胖，苔腻，脉弦细。中医诊断为胸痹、眩晕。西医诊断为高血压性冠心病。病属气虚兼痰浊瘀阻，治宜补气、化痰、活血。拟温胆汤加味，处方：黄芪30g，云茯苓18g，法半夏12g，橘红5g，枳实5g，竹茹9g，川芎9g，磁石30g（先煎）。经上方随证加减，配合冠心片治疗，并于血压过高时兼服复方降压素，头晕头痛等症状逐渐减轻、胸翳消失，血压常稳定在130/80mmHg左右，共住院89天，症状改善，于1978年6月13日出院，出院后继续来院服冠心片治疗，病情及血压均稳定。①

---

① 邓铁涛：《高血压病辨证论治的体会》，《新中医》1980年第2期，第10–12页。

第四节　睡眠障碍（失眠）

一、失眠的病因病机

邓老认为引起失眠的病因病机较为复杂，病因有七情所伤、饮食失节、劳倦过度等，但以情志所伤最为多见，病位则以心、肝、胆、脾、胃为主，总的病机是阳盛阴衰，阴阳失交，临床上可概括为虚、实两大类。

二、失眠的中医辨证论治

失眠虚者，以心脾血虚、心胆气虚、心肾不交为主；实者以痰热、内火、瘀血为多，其中以痰阻最为多见。临床表现为患者难以入睡或彻夜难眠，伴胸闷，头晕，大便不爽，或恶心，平素喜酒或肥甘饮食，舌体偏胖，苔厚或腻，脉弦滑。邓老常以温胆汤变通化裁，加补气运脾之品以绝痰源，结合南方气候特点，因枳壳、橘红温燥而减量使用，再根据病情，或加重镇之剂，或合养血之方，或佐甘缓之品，治之多效。

失眠患者多从事脑力劳动，或性格内向，喜深思熟虑，因思虑过度则伤神，暗耗心血，心脾两虚。或久患失眠之症，大脑不能得到充分的休息，思想负担重，寝食俱减，脾胃虚弱，气机郁滞，气血不足致心脾两虚。所以在临床上，久患失眠者，辨证属心脾血虚的亦不少见，其临床特点为：平素性情忧郁，或久患失眠，寐而易醒，伴多梦，心悸气短。面色萎黄，精神疲惫，纳差，舌淡，苔白，脉细弱。邓老喜用归脾汤加减治疗，或合用甘麦大枣汤养心安神，补中缓急。

三、邓氏温胆汤在失眠中的应用举例

● 案1

患者36岁。妊娠已3月，证见头痛，头部血管搏动不安，头晕，心慌心悸，手足发麻，失眠，左胁时痛，恶风寒，胃纳减，便溏。经某医院神经科检查未发现异常体征，诊断为神经官能症。患者精神负担很重，不但不能工作，且不能料理家务。诊其面色唇色如常，舌嫩，苔薄白，脉弦。治法拟养心脾和肝胆，用甘麦大枣汤合温胆汤。

处方：甘草9g，浮小麦30g，大枣3枚，竹茹9g，枳壳45g，橘红4.5g，法半夏4.5g，云茯苓9g。

3剂后，诸症好转，心慌、心悸减少。脉弦减而寸脉稍弱。照上方去法半夏加太子参12g以益气。服15剂后，精神好转，睡眠好，胃纳增，前额和后脑部仍时有疼痛，有时前额和后脑都发痒，发痒时觉舒服。头部血管搏动感觉大为减轻。心不慌，手足不麻，左胁于晚上仍时有疼痛。照上方服1个月，已基本治愈。为了彻底治愈和巩固疗效，继续以养心健脾为主稍予养肝为佐，方用甘麦大枣汤合四君子汤加酸枣仁、何首乌，或去白术（于便秘时）加糯稻根，每日1剂或隔日1剂，再服药2个月。后顺产1婴。

● 案2

肖某，男，40岁，教师，1999年4月2日初诊。

患者受精神刺激后失眠10余年，长期服用中西药治疗，效果不佳。诊见：失眠，不能入睡，伴头晕，胸闷，记忆力差，四肢疲乏，纳食一般，舌淡红，苔黄稍浊，脉弦滑。各项理化检查无异常发现，血压正常，既往有"精神分裂症"病史。辨证属痰湿阻滞，兼肝气郁结，治以理气化痰解郁，尤当以化痰为先，方用温胆汤加味。

处方：竹茹10g，法半夏10g，胆南星10g，素馨花10g，枳壳6g，橘红6g，甘草6g，茯苓15g，白术15g，杜仲12g。14剂，每天1剂，水煎服，复渣再煎晚上服。

4月16日二诊：服上方后，睡眠好转，头晕、胸闷亦减轻，舌淡红，苔薄白，脉弦滑。痰湿见化，虚象渐出，仍守上方加合欢花、酸枣仁各10g，并在上方基础上加减调治月余，患者睡眠明显改善。

● 案3

黄某，男，41岁，1999年4月2日初诊。

患者于20年前因枪伤受惊吓后失眠，经服中药及针灸治疗，症状无明显改善。症见：形体偏胖，夜间入睡困难，寐而易醒，伴胸闷，头昏，纳差，半身汗出，二便调，舌质胖，苔薄黄，脉沉滑，舌下脉络瘀紫。邓老认为患者失眠因惊而起，惊伤心脾，枪伤致瘀，素体有痰，辨为有瘀有痰有虚，治以补益心脾，化痰祛瘀，方用温胆汤加补气活血药主之。

处方：（1）竹茹10g，半夏10g，枳壳6g，橘络6g，橘红6g，五指毛桃30g，生牡蛎30g（先煎），茯苓15g，丹参18g；

（2）炙甘草10g、麦芽30g、大枣5枚。

白天服（1）方，晚上服（2）方，连服2周。

4月16日二诊：症状明显改善，舌脉同前，将（1）方中丹参改为24g，加龙眼肉10g，（2）方照服。治疗月余，患者睡眠明显改善。

● 案4

邓某，男，69岁。

自诉1年前患上了头痛及对新的事物容易忘记，经某医院检查，经CT照片，诊断为脑萎缩，服用西药，但效果不佳，后经介绍到邓老处诊治，服用中药2月后头痛基本消失，疗效明显好转，特别是第三号处方（某医院约定方）现在仍间断服用。

邓老诊治过程如下：

1998年2月15日一诊：头痛时作，记忆力差，手震，睡眠尚可，大小便如常，舌苔白厚，脉弦滑数。处方：竹茹10g，枳壳6g，橘红6g，法半夏10g，白术15g，云茯苓15g，泽泻10g，厚朴花10g，白芍15g，五指毛桃30g，甘草5g，丹参18g，太子参18g。7剂。

1998年3月1日二诊：手震减少，睡眠好，胃纳尚可，饥饿时两侧头不适似晕眩。处方：竹茹10g，枳壳6g，橘红6g，法半夏10g，白术15g，云茯苓15g，厚朴花10g，白芍15g，五指毛桃30g，甘草5g，丹参18g，太子参18g。15剂。

1998年5月23日三诊：健忘，手震减少，时感头痛，舌苔浊腻，舌边左侧有黑边，脉滑数。处方：竹茹10g，枳壳6g，橘红6g，法半夏10g，白术15g，云茯苓12g，胆南星10g，赤芍15g，三棱10g，莪术10g，甘草6g，太子参30g，远志5g，薏苡仁15g。30剂。

第五节 内耳性眩晕

一、眩晕的中医病因病机

晕眩一证与现代医学眩晕症状的概念基本一致。可见于现代医学中的多种疾病。内耳性眩晕，如梅尼埃病、迷路炎、药物中毒、前庭神经元炎、位置性眩晕、晕动病等；脑性眩晕，如脑动脉粥样硬化、高血压脑病、椎—基底动脉供血不足、锁骨下动脉盗血综合征等颅内血管性疾病，某些颅内占位疾病，感染性疾病及变态反应性疾病、癫痫；其他原因的眩晕，如高血压、低血压、贫血、头部外伤后眩晕、神经官能症等。

邓老认为，历代文献中对眩晕证的病因病机的论述比较丰富，后人把《内经》的"无风不作眩"、朱丹溪的"无痰不作眩"、张景岳的"无虚不作眩"，即三无不作眩说，归纳为眩晕病机的经典之论，邓老认为这实为一纲领性的概括，对临床辨证论治帮助不少，但如果加上虞抟倡导的"血瘀致眩"及陈修园所强调的相火，则比较全面。

眩晕的病因病机，前人虽将之分为外感、内伤两个方面，但临床上则以内伤为主，尤以肝阳上亢、肾精不足、气血亏虚、痰瘀内阻为常见。病位虽在头颅脑髓，但究其病根，应责之于肝、脾、肾三脏，不外乎虚、实二端。因此，关于证型问题，邓老认为可以分型，但不宜太杂，临床上抓住一两个主型，其他作兼证处理即可。

二、梅尼埃病的辨证论治

梅尼埃病引起的眩晕多为痰瘀内阻型。必有痰瘀征象，舌苔厚浊或腻，脉弦滑者或兼结代者，此为痰阻；舌有瘀斑或舌暗红，脉涩或促、结、代者，此为瘀闭。两者并见，则为痰瘀闭阻。邓老常用温胆汤加减治疗，若苔浊、白、厚腻而呕，必加生姜汁或重用生姜20～30g。另外，当其发作时，宜先艾灸百会穴，直接灸最好，壮数多少，可以根据情况而定。用悬灸法亦可。

三、邓氏温胆汤在内耳性眩晕中的应用举例

本院（广州中医药大学第一附属医院）一干部患此病反复发作数年，经邓老用上法治疗而愈，追踪10年未见发作。曾有一妇女，患此病，每月发作，发作时即送西医院急诊，但未能根治，后来门诊，邓老治以温胆汤加减，并教其丈夫为之悬灸百会，嘱其稍见眩晕即用灸法，经治疗后得愈。[①]

① 邱仕君、邓中光：《邓铁涛教授治疗眩晕的临床经验》，《广州中医学院学报》1993年第1期，第31–33页。

第六节　股动脉硬化病

一、股动脉硬化病的病因病机

股动脉硬化病，一般发于50岁以上的人，糖尿病患者发病可较早。由于股动脉粥样硬化改变，致使股动脉血管壁增厚，血管腔变窄甚至闭塞，影响血液的流通，导致下肢神经肌肉营养障碍而产生一系列的病变。表现为下肢疼痛，不耐站立，间歇性跛行，休息时痛，股动脉搏动减弱，腘动脉和足背动脉搏动减弱甚至消失，严重时可引起足趾溃疡与坏疽。中医虽无此病名，但血流阻滞，可属中医血瘀证范围。

王清任在《医林改错》中把活血祛瘀与理气补气合用，他认为："治病之要诀，在明白气血。"王氏在临证中，往往将人参、黄芪与桃仁、红花同用；桃仁、红花、赤芍与柴胡、枳壳、延胡、香附等同用；尤具特色的是王氏善用黄芪，往往在多味理血祛瘀药中，重加黄芪一味以统之，寓消瘀于补气行气之中，寓生气于理血之内。邓老治疗股动脉硬化症，正是根据王氏的理论与经验指导辨证、立法和用药。

股动脉硬化病患者常见下肢疼痛，不耐站立行走，足跗阳脉微弱甚至无脉，这是瘀阻脉道之明证。劳逸不当，或七情内伤，或恣食膏粱厚味，导致正气内虚，故气血失畅，气虚生痰，血滞成瘀，痰浊内阻，血瘀内闭，痹阻脉络，而成本病。邓老认为，致瘀之因主要是气虚气滞。正如《灵枢·刺节真邪》所云："宗气不下，脉中之血，凝而留止。"王清任在《医林改错》中也指出："元气既虚，必不能达于血管，血管无气，必停留而瘀。"气为血帅，血为气母，气行则血行，气滞则血瘀，血瘀也可导致气滞。痰湿等引起血瘀，亦可反作用于气。本病多发生于老年人，老年之病多虚。邓老认为，气虚也可引起血瘀，因气虚无力推动血液流行。现代血流动力学认为，血液的推动力对流速、流量的影响是一个重要因素。患者血液流变性改变，正是中医血瘀证的病理基础。

二、股动脉硬化病的辨证治疗

邓老认为本病治疗上宜益气活血，祛瘀通脉。自拟方为：黄芪30g，太子参30g，丹参15g，赤芍12g，当归尾6g，牛膝15g，威灵仙9g，桃仁9g，红花6g，土鳖虫6g，每日1剂。本方重用太子参、黄芪益气补气，立统血行血之帅权。赤芍、当归尾、桃仁、红花活血祛瘀，通络止痛，配合丹参通利血脉，共奏祛瘀利脉之功。加入牛膝一味，引药下行，直达病所。此外，还选用土鳖虫，取其善走窜经脉以更好地发挥活血通脉的作用，并有威灵仙以佐之，增强其效力。如脾肾两虚则选加怀山药、云茯苓、杜仲、川续断等温补脾肾；如郁久化热则用丹皮、金银花藤以清络热；脉络郁结可用豨莶草、宽筋藤以舒筋通络。

外洗方：海桐皮12g，细辛3g，蕲艾叶12g，荆芥9g，吴茱萸15g，红花9g，桂枝9g，川续断9g，当归尾6g，羌活9g，防风9g，生川乌12g，加生葱5根、生姜12g，同煎后加米酒、米醋各50g。热洗患处，每日2次。股动脉硬化病运用外洗药熏洗很重要，药能直接作用于病所，而且脉中之血得温熏热洗必加强其运行，有利于瘀阻的化解。外洗药中加入生姜、生葱、酒、醋，辛散酸收，走窜渗透，能加强药力的发挥，有助于药物的吸收。用大队温经散寒、解凝止痛、祛风行血、活血通经的药物，外熏热洗以速其效。这是邓老在多年的临床中用之有效的经验方，用于肢节疼痛的风寒湿痹患者屡收效验，治疗本病亦获良效。热洗从肌表直接作用于病处，既可直达病所，又与内服药配合，相得益彰。

对于股动脉硬化症的治疗，邓老认为动脉已经硬化，一般而论，似已不可逆转，但未到耄耋之年，或仅一支或某一段动脉硬化者，经中医药治疗，亦有可逆转者。另外，外洗法对于血瘀经络之痛证的治疗，有不可忽视之作用。

三、邓氏温胆汤在股动脉硬化病中的应用举例

王某某，男，73岁，离休干部。患者素有高血压病、糖尿病、胃窦炎，2000年8月因"败血症"，高热40℃，白细胞计数超20×10^9/L，血压高达220/120mmHg，经住院治疗病情好转。经检查发现右下肢动脉硬化、静脉栓塞，伴疼痛剧烈，行走困难，跛行，站立仅能坚持半小时左右，行走不到1km。西医认为必须手术治疗，家属不同意，遂于2001年2月14日请邓老诊治。

症见：患者形体肥胖，下肢浮肿，按之凹陷，跛行，不耐站立。大便干结，面色黯滞，唇暗里，舌胖边嫩红，苔浊腻干，有裂纹，脉紧尺弱，右跗阳脉微弱，此为痰瘀互结，以痰为主，兼气阴两虚之证。治拟祛痰活血通络为主，佐以益气养阴。处

方：竹茹10g，胆南星12g，云茯苓15g，枳壳12g，橘红10g，甘草6g，怀山药60g，丹参18g，五指毛桃40g，太子参24g，玉米须30g，天花粉15g，苍术5g，牛膝15g。7剂，每日1剂。外洗方：海桐皮12g、细辛3g、蕲艾叶12g、荆芥6g、吴茱萸15g、红花6g、独活9g、川续断9g、当归尾6g、羌活10g、防风9g、生川乌12g，加全生葱4条切碎，煎水加米酒、米醋各50g。热洗患处，每日1次。

2001年2月21日二诊，患者病情逐渐好转，下肢浮肿明显减轻，疼痛减轻，行走时间增加，下床活动增加，大便通畅、每天1次，咳嗽少许，无痰，舌胖嫩红，苔浊腻，脉紧尺弱，左脉涩。

治守上方，处方：竹茹10g，胆南星12g，云茯苓15g，枳壳12g，橘红10g，甘草6g，怀山药60g，五指毛桃50g，太子参24g，玉米须30g，天花粉15g，桃仁10g，牛膝15g，苍术6g。每日1剂。外洗方及用法如前。

2001年3月7日三诊，患者浮肿已消，疼痛明显减轻，能行1km。大便调，舌胖暗红，苔薄腻，脉滑细。守上法加减，处方：竹茹10g，胆南星12g，云茯苓15g，枳壳12g，橘红10g，甘草5g，怀山药60g，黄芪50g，太子参24g，玉米须30g，桃仁12g，苍术10g。每日1剂。嘱患者除继续外洗方热洗患肢外，配合温泉浴疗法，每次5～15分钟，每天1～2次，内服与外洗相结合以巩固治疗效果。

第七节 月经后期

一、月经后期的病因病机

月经后期,指月经周期延后7天以上,甚至3～5个月一行,连续2个周期以上。月经后期如伴经量过少,常可发展为闭经。发病机理有虚实之别。虚者多因肾虚、血虚、虚寒导致精血不足,冲任不充,血海不能按时满溢而经迟;实者多因血寒、气滞等导致血行不畅,冲任受阻,血海不能如期满盈,致使月经后期而来。

二、月经后期的辨证治疗

月经后期的中医辨证,应根据月经的量、色、质及全身证候,结合舌脉进行辨证,治法应本"虚者补之,实者泻之"的原则分别施治。如后期量少,色黯淡,质清稀,腰酸腿软为肾虚,治以补肾养血;后期量少,色淡质稀,头晕心悸为血虚,治以补气养血;后期量少,色淡质稀,小腹隐痛,喜暖喜按为虚寒,治以温经养血;后期量少,色黯或有块,小腹冷痛拒按为实寒,治以温经散寒;后期量少或正常,色黯红,或有块,小腹胀而痛为气滞,气滞者常与七情所伤,情绪抑郁有关,治疗时不仅需要理气行滞,还需要疏肝解郁和给以心理疏导。虚实夹杂者,辨主次而兼治之。对于其中属于肝郁脾虚兼有痰热者,可以用邓氏温胆汤加减治疗。

三、邓氏温胆汤在月经后期中的应用举例

徐某，22岁，学生，2001年7月10日初诊。月经周期延后5月。患者既往月经规则，月经 $14\frac{5\sim17}{27\sim31}$。末次月经同年1月20日。2001年2月患者因家人病故，情绪抑郁，劳累过度致月经不至。曾于4月服行气活血、养阴清热中药未效。5月初又服醋酸甲羟孕酮，5月20日月经来潮。后继续服滋补肾阴、养血活血中药，效果欠佳。现月经近两月未至，精神抑郁，颜面痤疮，纳呆，寐差，二便尚调，舌尖红、苔白厚微黄，脉缓尺弱。诊断：月经后期。证属肝郁脾虚，阴血不足。治疗先以清胆和胃，理气化痰；再予疏肝健脾，养血调经。方以温胆汤合逍遥散加减。①方：竹茹10g，胆南星10g，蚕沙10g，枳壳6g，橘红6g，法半夏6g，甘草6g，墨旱莲15g，五指毛桃30g，茯苓12g。每天1剂，水煎服。②方：当归10g，柴胡10g，素馨花10g，地骨皮10g，白芍15g，白术12g，蚕沙12g，薄荷5g，甘草6g。先服①方3剂，再服②方2剂。

7月15日二诊：月经未至，精神有所好转，舌淡、苔白滑，脉滑尺偏弱。拟益气健脾和胃法。以补中益气汤合四乌鲗骨一藘茹丸加味。处方：黄芪30g，党参30g，茯苓15g，白术15g，海螵蛸15g，柴胡10g，升麻10g，当归头10g，茜草根10g，蚕沙12g，陈皮5g，甘草5g。7剂。

7月22日三诊：月经来潮第3天，量少、色鲜红，腰酸痛。面部痤疮减少，脉微涩、尺脉弱。继续以益气健脾和胃之法。守15

日方去茯苓、升麻、茜草根、蚕沙、海螵蛸，加玄参、白芍各15g，桑寄生30g。7剂。

7月28日四诊：月经来潮4天，现已干净，无不适。舌嫩，苔白略厚，脉滑，尺脉稍弱。经期后治宜健脾补肾，益气养血为法，方选四君子汤合逍遥散加减。处方：黄芪30g，麦芽30g，桑寄生30g，山药20g，茯苓15g，白术15g，白芍15g，楮实子15g，菟丝子15g，当归头10g，大枣4枚，甘草5g。7剂。五诊、六诊均予四诊方，共服21剂。

9月22日七诊：9月7日—14日月经来潮，量多、色鲜红。舌嫩红，根部浊黄，脉虚、左脉弦右关涩。患者至此月经已通，气血初顺。治宜补肾行气，养血调经巩固。①方：黄芪20g，山药24g，茯苓10g，牡丹皮10g，泽泻10g，山茱萸12g，生地黄12g，熟地黄12g，桑椹12g，菟丝子12g，甘草5g，月经后服10剂。②方：桑寄生15g，续断15g，黄芩15g，泽兰15g，益母草15g，白芍15g，菟丝子15g，莲须10g，当归10g，柴胡10g，生地黄20g，甘草5g（此方为广州中医药大学妇科专家欧阳惠卿所拟）。月经前服10剂，共服2月，后随访1年，月经每月按时而至。

按：邓老认为，本例患者月事不以时下，乃因亲人病故而抑郁，情志不遂，忧思惊恐过度而诱发。忧思伤脾，恐则伤肾，肝气郁结，气不宣达，横逆脾土，故脾更虚，脾虚则生化乏源，气虚血少，冲任不足，血海不能按时满溢，遂致经行错后。四诊合参，证属肝郁脾虚，阴血不足。病位在肝、脾、肾，病性本虚标实。患者虽脾肾虚，但独补肾养血而忽略诱发疾病的根本原因，乃治标不治本，所以早期治法只重通经而难获良效。邓老针对患者精神因素这一诱因用药，选温胆汤和逍遥散加减。以温胆汤理气化痰，清胆和胃，切中其胆怯易惊，虚烦失眠之证；逍遥散乃养血调经之方，方中柴胡疏肝解郁，当归、白芍养血柔肝，白术、茯苓健脾实脾生血，薄荷助柴胡疏肝解郁，甘草缓急调和诸药。患者颜面痤疮，舌尖红乃阴虚火旺之象，故加墨旱莲、地骨皮滋阴清热，加五指毛桃行气活血，诸药相合，使郁得解，肝得舒，血得养，恢复木疏土，血养肝的正常功能。复诊易补中益气汤加味以健脾养胃，合茜草根、海螵蛸、蚕沙通经，后天之源得以充实则气血自生，月经乃至。七诊以六味地黄丸滋肾养血，先天后天相辅相成，益气养血。本例治疗过程为疏肝—健脾—补肾，符合肝郁—脾虚—血虚的病机，治法则顺应病机，切合病情，因而获效。

第八节　食管炎

一、食管炎的病因病机

食管炎是指多种原因如化学性、物理性刺激或感染、放疗等导致食道黏膜受损而发生的炎症性改变。典型症状是胸骨后或剑突下烧灼感、胸痛、吞咽困难，进食后或平卧症状明显，疼痛可以放射至肩胛区或背部。中医属于"噎膈""胃痛""胃反""嘈杂""胸痹""喉痹"等范畴。多与痰、瘀、气虚、气滞等因素相关。可因情志不遂，肝气郁结，肝失疏泄，气机升降失常；或饮食不节，寒温不慎，烟酒过度，损伤脾胃，脾失运化酿生湿热，蕴结于中焦；或久病劳倦，年老体弱，脾气虚弱，土不涵木，木不疏土，肝胃不和，导致胃失和降，气机上逆，甚至食入即吐。

二、食管炎的辨证治疗

食管炎治疗当以降逆和胃化痰为法则。肝气犯胃型主要表现为反酸、胸骨后及胃脘部烧灼不适，胀满作痛，脘痛连胁，嗳气频繁，吞咽不利，大便不畅，每因情志因素而疼痛发作，舌苔薄白，脉弦。当以疏肝理气为治。脾虚湿滞型主要表现为胸骨后及胃脘部烧灼不适，疼痛隐隐，喜暖喜按，纳食减少，神疲乏力，大便溏薄，舌质淡，脉软弱。当以益气健脾化痰为治。痰郁化热，肝胃郁热型表现为胸骨后及胃脘部烧灼不适，疼痛，烦躁易怒，反酸嘈杂，口干口苦，苔腻或黄，脉弦或数，当以化痰清热，清肝和胃为治。瘀血停滞型主要表现为胸骨后及胃脘部烧灼不适、疼痛，痛有定处而拒按，痛为针刺或刀割，舌质紫暗，脉涩，治以活血化瘀，理气止痛。脾胃阴虚型主要表现为胸骨后及胃脘部烧灼不适，疼痛隐隐，口干咽燥，或口渴，大便干燥，舌红少津，脉多弦细，治以养阴益胃。对于其中脾虚湿热内蕴者，可以用邓氏温胆汤加减治疗。

三、邓氏温胆汤在食管炎中的应用举例

患者张某，女，46岁。

初诊：1974年4月11日。

患者于1973年4月因患急性黄疸性肝炎而住传染病院治疗，两个多月后痊愈出院。出院后仍继续服中药，6月中旬开始觉服中药后胃脘不适。6月底每于吞咽时有阻碍感，并伴有牵拉样疼痛，且疼痛部位从颈部逐渐下移。9月份疼痛移至剑突上胸骨后并向背部及上胸部放射，时有胃脘烧灼感及恶心，但无呕吐。11月住解放军某医院治疗，根据纤维胃镜及多次食道钡餐检查，诊断为食管炎。后又因心电图运动试验阳性、甘油三酯升高，诊断为"冠心病"。共住院治疗3月余，经用中西药治疗未见明显效果而邀邓老会诊。

症见：诊时除上述吞咽受阻伴食道下段疼痛症状外，并见疼痛加剧，发作严重时则不能食，强咽即吐，面色㿠白，气短乏力，舌嫩，苔白润，脉弦滑，重按无力。

辨证：噎膈证，属气虚痰阻。

治法：健脾除痰。

处方：威灵仙15g，竹茹10g，胆南星10g，枳实5g，党参15g，云茯苓12g，白术10g，甘草5g。

二诊：上方药共服50剂，自觉疼痛发作时间缩短，间歇时间延长，且胃纳转佳，舌淡胖嫩，苔白浊厚，脉细滑。病有好转之机，仍守上法。处方：党参15g，白术12g，云茯苓15g，威灵仙18g，竹茹10g，法半夏10g，橘红5g，枳壳5g，甘草5g。

三诊：服上方药40天后，食道疼痛减轻，胃纳佳，二便正常，舌质淡，苔白，脉细滑。再服药20天后，症状消失，胃纳二便均佳而告治愈，追踪4年未再发作。

按：本例因病后损伤中气，脾失健运，湿浊内生，聚湿成痰，痰浊阻膈而成。从患者面色㿠白，气短乏力，舌嫩苔白，脉重按无力，可知脾气内虚；食道疼痛，饮食难下，强咽即吐，舌苔润，脉弦滑，乃痰浊中阻之象。脾虚为本，痰浊为标，本虚标实。故治以健脾除痰，冀以扶正祛痰，标本兼治。初用四君子汤加胆南星、竹茹、枳实、威灵仙，后予四君子汤合温胆汤。取四君子汤补气健脾，以扶正固本；温胆汤或胆南星、竹茹之类，以除内结之痰；威灵仙除湿通络止痛，用以引经。谨守病机，效不更法，终收预期之效。

第九节　颈椎病

一、颈椎病的病因病机

颈椎病指由于各种原因导致的颈部劳损，包括颈椎骨质增生、颈项韧带钙化、颈椎间盘萎缩退化等改变，当此类劳损性改变影响到颈部神经根，或脊髓颈段，或颈部主要血管时，由此产生颈、肩、上肢一系列表现的疾病，称之为颈椎骨性关节炎，简称颈椎病。临床分为六型，即颈型、神经根型、脊髓型、椎动脉型、交感型和混合型。多见于40岁以上中壮年患者，常因长期低头工作导致，现代人常用电脑及手机，颈椎病的发病人群趋于年轻化。此病归属于中医"眩晕""痹证""颈肩痛"等范畴。肝肾不足，气血亏损，督脉空虚，筋骨失养是其内因，外因多为风寒湿邪侵袭督脉及膀胱经，长期伏案，动作失度也可使颈部经络气血运行不畅。

二、颈椎病的辨证治疗

痰湿阻络型主要表现为头颈肩背疼痛，胸脘满闷，眩晕恶心或伴呕吐，甚至神昏摔倒。舌暗胖，苔腻，脉弦滑或细涩。治以健脾祛湿，化痰通络。

风寒湿型主要表现为头颈肩背和四肢疼痛、无力、沉重麻木，或有肌肉萎缩，手指屈伸不利，指端麻木，不知痛痒。尚有头部沉重，胸部发闷，纳呆等症状，活动受限，颈部压痛、可触及条索状物，舌质正常或发暗，脉沉弦或迟。治以祛风散寒，除湿，温通经脉。

气滞血瘀型主要表现为颈部僵硬，筋肉紧张，颈肩部疼痛如折，其痛多为刺痛，固定不移，夜间尤甚；头颈肩背、双上肢和指端疼痛麻木、紫绀，肢体无力或拘挛、抽痛。舌质紫暗，或有瘀点瘀斑，脉弦细或细涩或弦涩。治以行气活血，通络止痛。

气血亏虚型主要表现为颈肩背痛，肢体麻木无力，肌肉拘挛，形体消瘦，纳呆，便溏，腹胀，神疲乏力，少气懒言，自汗，面色苍白或萎黄，失眠，心悸气短，视物模糊，头晕目眩，舌淡苔少，脉细弱。治以补益气血。

对于痰湿阻络型颈椎病，以头痛、眩晕为主要表现，邓老常以温胆汤加减治疗。

三、邓氏温胆汤在颈椎病中的应用举例

因"头痛头晕1个多月"于2002年6月8日入院。患者自5月4日起出现颈部疼痛伴后枕痛，前额、眉棱骨痛，有时出现双肩麻木，恶心呕吐，伴异常出汗，面部发热，在当地卫生所予葡萄糖生理盐水静脉滴注好转。但一天后又出现头痛，予参麦针静脉滴注，症状未能缓解，遂于17日到广东省人民医院治疗，予扩张血管药物。并做颅脑MR示：未见异常；颈椎MR示：颈椎退变，C4/5、C5/6椎间盘突出，相应水平黄韧带肥厚，椎管狭窄。在该院住院20余天后转入广州中医药大学第一附属医院。在神经科、骨科治疗效果不明显，6月9日住入心脏中心。入院时血压146/84mmHg，心肺检查无阳性体征，神经系统检查未引出病理反射。颈椎第4～6节压痛，颈左转45度时眩晕加重，颈部拔伸眩晕减轻。舌暗红，苔少，脉滑。中医诊断：头痛（肝肾阴虚，痰热内扰）。西医诊断：颈椎病；脑血管硬化症。予灯盏细辛针、脑脉2号等，中药汤剂以川芎茶调散加减，头痛无好转，于7月4日请邓老会诊。

查患者头痛以前额、眉棱骨为甚，无恶心呕吐，面色淡白泛青，鼻准缺少光泽，唇四白暗青，口唇淡暗，苔薄黄腻，脉弦无力。邓老认为患者病位以阳明经为主，且挟有痰热，痰阻络脉，络中瘀滞，故头痛，其脉无力，面色白，鼻准偏暗，皆是脾气不足之象。故病机为气虚痰热瘀阻，本虚标实，而以标实为主，拟方以清化痰热，通络止痛为法。

处方：法半夏10g，云茯苓15g，橘红6g，枳壳6g，竹茹

10g，明天麻6g，芜蔚子6g，蔓荆子10g，甘草6g，五指毛桃30g，白芷6g，蜈蚣2条。

上方服7剂后头晕明显减轻，头痛好转，时间及程度减轻。但每于晨起及中午头痛。

二诊：7月11日。患者面色青好转，鼻准头较有光泽，舌苔已净，舌质暗，脉弦无力。邓老认为，痰去而瘀存，立法转以化瘀通络为主，以血府逐瘀汤加减：

柴胡10g，枳壳10g，赤芍15g，生地黄12g，熟地黄12g，川芎10g，桃仁10g，红花6g，牛膝15g，当归10g，车前子10g，甘草5g，五指毛桃30g。

上方服7剂后头痛明显好转，有时已经完全不痛，后因家事生气，又出现头痛，但程度已不重。

三诊：7月18日。患者诉口干，面色仍较暗，舌苔少，舌质暗，脉弦象转为柔和。上方去车前子，加石斛15g。

患者坚持服用上方，至8月1日头痛治愈出院。两月余之顽固头痛得以蠲除。

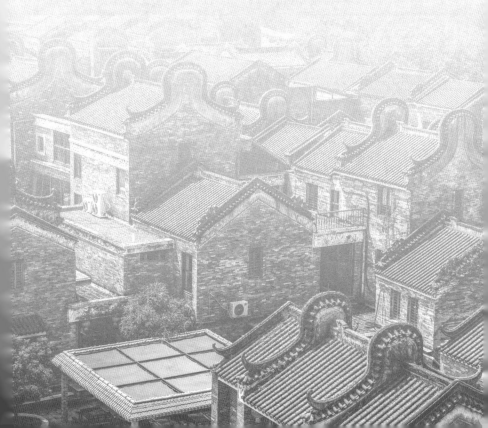

第三章

邓氏温胆汤学术传承

以益气除痰为主要功效的邓氏温胆汤，诊治心血管疾病气虚痰浊证，在其后的实验研究与临床研究中得到传承。

第一节 实验与临床研究

一、心血管痰证实验研究

20世纪80年代，丁有钦进行"心血管病痰证患者血液流变性的初步研究"，发现心血管疾病痰证患者的血浆黏度比、甘油三酯、β-脂蛋白和血沉异常增高，出现的血液流变学的改变，可能是中医所说的"痰"的物质基础之一。邓老所倡导的益气化痰活血法及创立的"邓氏温胆汤"切合临床实践，其弟子及再传弟子临床运用邓氏温胆汤及其加减方治疗各种疾病，取得良好效果。

二、冠心病围手术期新药开发研究

20世纪末，冠状动脉搭桥手术被广泛应用于心血管外科领域。但如何提高手术安全性并减少手术并发症，保证手术后长期稳定的疗效，提高术后生存质量，又成为现代医学研究的课题。1999年，邓老与学术传承人吴焕林、邹旭、阮新民、张敏州一起探讨冠心病冠状动脉搭桥围手术期的中医理论与中药治疗问题，每周到广东省中医院加州心脏中心查房一次。至2004年10月共进行114例临床研究。结果显示：手术后，两组临床症状均较术前有显著的改善。试验组在常规治疗基础上，自术前7天开始服用中药，每日1剂，至观察终点，中药以邓氏冠心方为主方：党参、三七、法半夏、茯苓等，随证加减。对照组根据病情予相应的强心、利尿、抗感染、抗凝等常规治疗。试验组症状计分总分显著优于对照组。随着治疗时间的延长，两组的差别越来越明显。至试验终点，试验组心悸、乏力、肢冷等症状的改善情况，均显著优于对照组。临床疗效统计，两组临床疗效随术后时间的延长而逐渐显著。结论认为冠状动脉搭桥手术后病位主要在心脾两脏，调脾护心为防治基本原则。[1]据此结论研制成中药新药"邓老冠心胶囊"，此药益气除痰、活血通脉，治疗冠心病心脾气虚痰瘀阻络证，并形成科室诊疗方案，在全省推广应用。"冠心病心脾证治研究"获2007年度广东省科学技术进步奖二等奖；邓老冠心方（参橘胶囊的临床及产业化开发研究）获科技部"重大新药创制"专项"十一五"规划"创新药物研究开发"项目资助。

方显明以邓氏温胆汤再加益气除痰方药对52例冠心病患者进行临床疗效观察，结果痰证组患者总有效率为87.5%，非痰证组为86.7%，提示益气除痰法治疗冠心病，无论对痰证患者还是非痰证患者均有一定疗效。[2]其后又继续研究"益气化痰逐瘀"治法，创制了"益气通脉饮1号""益气通脉饮2号""益心脉颗粒"，临床用于治疗冠心病痰瘀20余年。

---

① 阮新民、吴焕林：《调脾护心法治疗冠心病冠状动脉搭桥围手术期的临床研究》，载吴焕林《心脾相关论与心血管疾病》，人民卫生出版社，2004，第128-154页。

② 方显明：《益气除痰法对冠心病的临床疗效及其血液流变性影响的初步研究》，硕士学位论文，广州中医学院，1988。

三、气虚痰浊型高血压病研究

王清海对邓氏温胆汤益气除痰法治疗原发性高血压进行研究与临床应用，研制专门治疗气虚痰浊型高血压病的中药"血压健胶囊"[①]。认为原发性高血压的中医病名可以考虑用"脉胀"表述，脉胀是"营卫"的病变，也就是气血的病变，气血运行失常为逆，营卫气血留止而不行，则为脉胀。其中"气"不能正常运行，是引起脉胀的主因。高血压病的气虚痰浊证型的患者在不断增多，这类患者多为中老年人，处于高血压病的中后期。

四、邓氏通冠胶囊分子机制研究

吴伟康认为邓氏通冠胶囊是邓老防治冠心病（胸痹）"痰瘀相关"理论之物化，此药在临床上治疗冠心病（胸痹）等取得了很好的疗效，并对其作用机理进行探讨，采用垂体后叶素复制小鼠心肌缺血模型，评价了邓氏通冠胶囊Ⅰ号的抗心肌缺血的效应，并从NO—NOS—mRNANOS（一氧化氮—一氧化氮合酶——氧化氮合酶信使核糖核酸）的角度探讨了邓氏通冠胶囊抗心肌缺血作用的分子机制。结果表明邓氏通冠胶囊用药组可以明显改善垂体后叶素引起的心电图T波的升高（$P<0.05$），即邓氏通冠胶囊具有抗心肌缺血的作用[②]。

① 王清海、卢桂梅、李爱华 等：《血压健胶囊治疗气虚痰浊型高血压的临床研究》，《新中医》1998年第1期，第35-36页、第63页。
② 陈俊林、吴伟康、韩玉莲 等：《邓氏通冠胶囊改善缺血心肌供血的时效量效关系及NO机制研究》，《广州中医药大学学报》2007年第4期，第301-305页。

五、痰瘀相关诊断研究

关于"痰证"或"痰瘀相关"诊断，邓老提倡在诊断方法上试行"五诊十纲"。五诊即在传统四诊基础上加"查"，八纲加"已未"（已病、未病）。学术继承人吴伟对邓老"五诊十纲"中医诊治心血管疾病临床新思维进行诠释，认为四诊八纲仍然是中医辨病辨证的基本方法，而"五诊"是现代中医心血管疾病辨病辨证方法的拓展与延伸，"查"诊技术可以为抽象资料实现量化提供依据①。而痰瘀相关就其病理机制而言，痰是瘀的初级阶段，瘀是痰进一步发展。其诊断与疗效评定的指标可以参考实验室"查"的结果。

第二节　临床运用

弟子刘小斌认为邓氏温胆汤乃邓老通过长期临证实践，对中医古代名方温胆汤的应用与发展，其学术渊源为中医"痰证"或"痰瘀相关"理论学说。临床可用于痰、瘀引发的多种疾病。

弟子邱仕君常运用邓氏温胆汤加减治疗高血压病，常加入龙骨、牡蛎、石决明、决明子等平肝潜阳之品，并根据有无合并其他疾病、临床表现加减。

弟子邓中光在临床广泛运用温胆汤治疗痰浊引起的高脂血

---

① 吴伟、王创畅、邓铁涛：《"五诊十纲"中医临床新思维探讨》，《中医杂志》2014年第6期，第455-457页。

症、失眠、脂肪肝、高血压、头晕等多种疾病，效果良好。

弟子邹旭传承了邓老"五脏相关理论"，并强调脾胃为五脏相关脏腑疾病的中心，提倡心血管常见疾病治疗上重视运化痰湿，倡导"调脾护心"，重视"运脾化痰"方法，并将叶天士"分消走泄"治则广泛应用于临床诊疗。邹旭认为"分消走泄"法最具代表性的方剂当为温胆汤。盖温胆汤可入少阳经，具有清热除湿，清胆和胃的功效，可恢复足少阳胆经温和升发之气，畅通手少阳三焦经气机升降，组方上温凉兼顾，用药上灵动走窜，使湿热得以松动开泄。如清·罗美在《古今名医方论》中阐述道"胆为中正之官……方中以竹茹清胃脘之阳；而臣以甘草、生姜，调胃以安其正；佐以二陈，下以枳实，除三焦之痰壅；以茯苓平渗，致中焦之清气。且以驱邪，且以养正，三焦平而少阳平，三焦正而少阳正，胆家有不清宁而和者乎？"故走泄法常用来治疗湿热邪留三焦证，叶氏推举温胆汤为代表方，其在《临证指南医案》中，运用温胆汤治疗了多种温病和杂病。此外，在治疗"湿热内留，木火上逆"之呕吐时，薛生白常用温胆汤加味。临证方面，温胆汤的运用主要见于两个方面：一是胆热胃湿，木火亢盛，胆胃失和，胃阳不足，胆火与胃中痰湿胶结而引起的各种复杂怪异的病证，如眩晕、失眠、呕吐、惊悸、烦躁、精神异常等；二是湿热滞留三焦少阳的表现，如舌苔厚腻，恶心，胸闷脘痞，不欲食，口苦，口中黏腻等。辨证的要点：口苦、呕涎、心烦、不眠、惊悸、苔腻等[1]。

① 姚耿圳、徐慧、邹旭：《邹旭教授应用分消走泄法治疗心血管疾病的经验总结》，《中国中医急症》2018年第6期，第1094-1095页、第1116页。

弟子吴焕林针对胸痛明显、舌质偏暗、脉滑，痰瘀实证明显者，在邓氏温胆汤中加入川芎以加强活血化瘀之力，认为川芎上行巅顶，下走血海，旁通四肢，为"血中之气药"，可增强散血行气之功，常伍少量水蛭，取其咸苦平，逐血破结软坚之效，共奏祛瘀软脉通络之功。如出现乏力、气促，为气虚表现，加黄芪以补气，脾气虚甚，合四君子汤，常加春砂仁温中调气、散滞化浊，升麻、柴胡同用，入脾胃经，以引清阳之气上升，加熟地黄补血滋阴，益精填髓[①]。

弟子冯崇廉传承邓老经验，应用温胆汤治疗临床各科病症，根据具体病症进行加减化裁。认为温胆汤治在中焦，意在和胃疏胆，调理气机。诸药合用，温中有清，降中寓升，能祛中焦痰浊，复脾胃之升降，则肝随脾升，胆随胃降，使周身气机调畅，其病向愈。温胆汤之所以用途广泛也就在于此。盖脾胃位居中州，主交通斡旋，是阴阳升降之枢，气机升降之原动力。脾胃升降有常，胆胃和谐，则疏达通降，气血才能正常生化，阴阳才能维系正常动态平衡。反之，若痰湿中阻，影响脾胃升降，木土失和则气机失调，变证百出。今世之人，嗜食肥甘，恣饮醇酒，饮食自倍，肠胃乃伤，脾运不健，气不布津，聚湿生痰，每多痰湿为患，而温胆汤正中此机。运用温胆汤治疗各种疾病，如①冠心病：温胆汤基础方加丹参12～18g，三七6～9g，党参12～18g。若口干，改党参为太子参15～30g；便秘加瓜蒌仁12～18g；不寐加合欢皮9～12g；胸痛甚加薤白

① 吴焕林、于俏：《运用邓铁涛调脾养心法治疗冠心病验案1则》，《新中医》2011年第7期，第181–182页。

9～12g。②高血压：温胆汤基础方加白术6～12g，天麻6～12g，钩藤9～15g。若口干，加桑叶9～12g，菊花9～12g；头痛甚加蔓荆子9～12g；头晕甚加刺蒺藜9～12g；便秘加决明子15～30g。③支气管炎：温胆汤基础方加鱼腥草15～30g，浙贝母9～12g，龙脷叶9～12g。痰黏难咳加天竺黄9～12g；咽喉不适加岗梅根15～30g；大便秘结加南杏仁12～15g；气促加苏子9～12g，莱菔子9～12g，白芥子6～9g。④肿瘤术后：温胆汤基础方加白花蛇舌草15～30g，半枝莲15～30g，天山雪莲3～6g；纳呆加布渣叶9～12g；脘痞加春砂仁6～9g；便秘加大黄6～9g；倦怠少气加党参12～30g。⑤肿瘤化疗后：温胆汤基础方加砂仁6～9g，布渣叶9～12g，党参15～30g。恶心呕吐加生姜3片，白豆蔻6～9g；白细胞减少加黄芪15～30g；便秘加冬瓜仁15～30g；腰膝酸软加桑寄生15～30g。⑥慢性胃炎：温胆汤基础方加厚朴6～9g，生姜3片，党参12～18g，砂仁6～9g。恶心呕吐加白豆蔻6～9g；嗳气加草蔻仁6～9g；反酸加浙贝母9～12g，海螵蛸9～12g；便秘加冬瓜仁15～30g；便溏加薏苡仁15～30g。⑦消化性溃疡：温胆汤基础方加党参12～15g，砂仁6～9g，浙贝母9～12g，海螵蛸9～12g。幽门螺旋杆菌阳性加白花蛇舌草15～30g，蒲公英10～15g；便秘加冬瓜仁15～30g；便溏加薏苡仁15～30g；舌质黯加丹参9～15g，郁金9～12g；脘腹痛甚加台乌药9～12g，素馨花9～12g。⑧虚人感冒：温胆汤基础方加太子参15～30g，豨莶草9～12g。咽痛加岗梅根15～30g；头痛加蔓荆子9～12g；便秘加牛蒡子9～12g；咳嗽加浙贝母9～12g，鱼腥草15～30g。⑨过敏性鼻炎：温胆汤基础方加苍耳子6～12g，辛夷花6～12g。鼻流清涕加桂枝3～6g，白芷6～9g，生姜3片，大枣4枚；鼻流浊涕加金银花15～30g，黄芩9～12g；咽痛加岗梅根15～30g，土牛膝根15～30g；头痛加蔓荆子9～12g，菊花9～12g[1]。

一、冠心病、心律失常

吴焕林、刘小斌、邹旭、冯崇廉等传承邓老"心脾相关"及"气血痰瘀"理论诊治冠心病，常运用邓氏温胆汤加减治疗本病。

● **案1（吴焕林案）**

患者女，62岁，广东人，2008年8月27日初诊。

主诉：反复胸闷痛3年余，加重1周。

患者于2005年6月在午睡时因突发胸闷痛，惊醒，改为坐位数分钟后缓解，遂至中山大学某附属医院就诊。行冠状动脉造影术示：冠状动脉二支病变，前降支近端血管狭窄70%，回旋支中段狭窄50%。诊断为冠心病、心绞痛。给予倍他乐克、波立维等口服治疗，并建议患者行冠状动脉支架植入术，但患者个人经济原因拒绝行支架植入术。此后仍有反复心前区闷痛不适，多为劳累或运动后发作，持续3～5分钟，休息后可缓解。症见：近1周胸闷较前加重，乏力，活动后气促，夜间偶有咳嗽，偶有腹胀，胃纳差，二便调，舌暗红，苔薄黄，脉缓滑。西医诊断为冠心病、心绞痛。给予西药抗凝血、扩张冠脉等治疗。患者顾虑长期服用西药会损伤肝肾功能，要求配合中医药治疗。吴焕林根据邓

① 傅智丽、冯崇廉：《冯崇廉运用温胆汤经验探析》，《中医药临床杂志》2010年第6期，第531-532页。

老治疗经验辨证论治，中医诊断为胸痹，证属气虚痰瘀阻络。治以益气涤痰活血，方用温胆汤加减。处方：党参30g，黄芪30g，熟地黄15g，当归15g，白术15g，法半夏15g，茯苓15g，瓜蒌皮15g，三七片10g，枳壳10g，升麻10g，砂仁10g（后下），川芎10g，柴胡6g，橘红5g，水蛭5g，甘草5g。7剂，每天1剂，水煎，午餐后服。

2009年5月6日二诊：患者一直继续服前方药治疗，其间未经其他方法治疗。服药后自觉胸闷症状好转，其他症状减轻。近期偶有胸闷胸痛，口苦，口干，舌暗红、苔浊，脉滑。证属气阴不足，痰浊瘀阻。治以化痰泄浊，益气生津活血。守原方，党参改为太子参30g。7剂，每天1剂，水煎服。

2010年1月27日三诊：患者一直续服原方，其间胸闷明显缓解，现偶有左胸前不适感，疲乏，时有咳嗽，二便调，舌淡红、苔薄浊，脉细滑。证属心脾气虚，痰浊内阻。守二诊方加远志、郁金、厚朴、神曲各10g以养心护脾。每天1剂，如前法煎服。守上方加减治疗6月余。

2010年7月28日四诊：胸闷、气短、咳嗽均平，精神、食纳正常，二便通调，舌淡红、苔薄浊，脉细滑。血压116/71mmHg，心率71次/min。仍守上方续服，另嘱患者每天以红参、西洋参、三七片各10g，炖浓汁服。并每天坚持做八段锦锻炼身体，以巩固疗效，随访病未再复发[1]。

---

[1] 吴焕林、于俏：《运用邓铁涛调脾养心法治疗冠心病验案1则》，《新中医》2011年第7期，第181–182页。

● 案2（刘小斌案）

患者男，72岁。

主诉：心律失常病史20年，经常因室性期前收缩发作而晕厥。

2000年7月4日因过度激动，自觉心脏跳一停一，胸闷不适，心前区颤抖，急诊求治。心电图示：频发室性期前收缩四联律；血糖17.3mmol/L。

西医诊断：①冠心病，频发室性期前收缩，心功能Ⅲ级；②2型糖尿病；③肺部感染；④多发性胆结石症。

入院第二天查房症见：疲乏，面色晦暗，心悸、胸闷，活动后气促，消谷善饥，口渴欲饮，微咳，舌胖淡暗，苔薄白腻，脉浮滑。邓老辨证病位在心，证属"气虚痰瘀阻络"，西医诊断有4个，但中医辨证亦包含辨病，中医之"证"可包括西医多种病。处方：竹茹10g，枳壳6g，橘红6g，胆南星10g，云茯苓20g，太子参30g，豨莶草12g，丹参15g，黄芪30g，怀山药60g，玉米须30g，甘草5g。服3剂后，即诉无明显心悸胸闷，消谷善饥明显减轻。5天后的动态心电图示：偶发室性期前收缩（单发室性期前收缩90个），继续服用原方2周，上症消失，听诊无期前收缩，血糖6.83mmol/L，带药出院。

刘小斌指出本案例若单纯从西医角度讲，同一患者有多种疾病，治疗时相对独立，甚至毫不相干；而中医运用整体观念，脏腑经络相通，对某一疾病的控制，有助于另一疾病的治疗，达到整体阴阳平衡的目的，这就是邓老一条中药处方可以兼顾西医四种疾病的道理。

● 案3（邹旭案）

患者女，49岁，广东人。2017年7月21日初诊。

主诉：反复心悸6年余。

现病史：患者自2011年开始出现心动过速，曾多次住院治疗症状缓解后出院，2016年4月6日查电生理未诱发心动过速。平素时有心悸，工作劳累后明显，伴有轻微气促，时有咳嗽，心烦，少气懒言，口干口苦，纳眠可，大小便可。刻下症见：患者心中悸动不安，轻微头晕，面色稍白，语声低微，舌暗红，苔白微腻，尺脉弱，余脉弦细。望闻问切后，予平衡针施于双内关，直刺30～40mm，快速提插捻转，患者诉酸胀感自内关处，循双上肢传至前胸，遂出针，针后患者诉症状缓解，面色亦有好转。处方：苍术30g，柴胡10g，陈皮5g，赤芍10g，丹参30g，法半夏10g，黄柏10g，桂枝10g，黄连5g，龙骨30g（先煎），牡蛎30g（先煎），生地黄30g，石菖蒲10g，酸枣仁30g，太子参10g，制远志20g，竹茹10g，茯苓20g，炙甘草10g。14剂。

2017年8月4日二诊，诉服药后诸症改善，舌暗红，苔微黄腻，脉象同前。2017年8月1日动态心电图示：窦性心律，频发室性期前收缩，部分呈二联律。心脏彩超：射血分数（EF）65%，轻度二尖瓣、三尖瓣反流。仍以原方加减，处方：苍术30g，陈皮5g，赤芍10g，丹参30g，法半夏10g，黄柏10g，桂枝10g，黄连5g，龙骨30g（先煎），牡蛎30g（先煎），生地黄30g，石菖蒲10g，酸枣仁30g，太子参10g，制远志20g，竹茹10g，茯苓20g，大黄5g，豆蔻10g，瓜蒌皮10g，火麻仁30g，苦杏仁10g，六神曲20g，桃仁10g。14剂。

服后2个月三诊，诸症大减，神清气爽[1]。

● 案4（冯崇廉案）

患者男，59岁。

主诉：冠心病3年余，胸闷加重数天。

患者近日胸闷加重，阵发性疼痛，伴气短，疲乏，口黏痰多，纳差，眠可，二便调，舌质淡胖有瘀斑，舌苔白腻，脉弦细。查：血压140/90mmHg，心率80次/min，心律整。心电图示V3-5、ST-T水平下移0.1mV。

中医诊断：胸痹（气虚痰瘀）。

西医诊断：冠心病（心绞痛）。

治则：益气化痰，活血通络。

方药：温胆汤化裁。

处方：半夏6g，竹茹6g，枳壳6g，茯苓15g，橘红皮5g，丹参15g，三七片6g，党参15g，薤白9g，甘草5g。每日1剂，水煎，分2次服。上方连服3剂，诸症大减，续服4剂，诸症缓解。

二、高脂血症

高脂血症是指由于各种原因造成人体脂类代谢异常，引起血浆中胆固醇和甘油三酯等成分高于正常水平的一类疾病。通常指血浆中总胆固醇（TC）和（或）甘油三酯（TG）升高，也包括低密度脂蛋白胆固醇（LDL-C）的升高和高密度脂蛋白胆固醇（HDL-C）的降低。临床上可分为：①高胆固醇血症；②高甘

---

[1] 谢倩芳、姚耿圳、邹旭：《邹旭教授对心律失常的中医综合调护经验》，《中国中医急症》2019年第9期，第1656–1657页、第1668页。

油三酯血症；③混合型高脂血症；④低高密度脂蛋白血症。刘小斌、邓中光等常运用邓氏温胆汤治疗本病。

● 案1（刘小斌案）

刘某某，女，59岁。2005年9月19日初诊。

初诊：症见头晕头重如裹，四肢沉重，全身紧绷1个月。患者形体肥胖，气短懒言，询问既往有冠心病史，即查血脂5项，标本状态为脂血；总胆固醇：8.53mmol/L（参考值：2.6～5.2mmol/L）；甘油三酯：10.55mmol/L（参考值：0.34～1.70mmol/L）。患者血样标本状态呈"脂血"，甘油三酯值10.55mmol/L，约为参考值1.70mmol/L的6倍。诊断为高脂血症，中医辨证为气虚痰湿型。按照患者要求"纯中药治疗"，中医处方：邓氏温胆汤加太子参20g，山楂30g，怀山药30g，桑螵蛸10g，杜仲15g。7剂，复渣煎，一日两服。

二诊：患者自诉服药后大便通畅，精神好转，头重如裹减轻。效不更方，再服7剂，加石斛15g，薏苡仁30g。

三诊：复查血脂5项，总胆固醇：5.39mmol/L；甘油三酯：2.08mmol/L。此时脂血标本状态已消失，总胆固醇、甘油三酯已接近正常值。而且患者除头晕头重、四肢沉重、全身紧绷症状减轻外，原有胸闷痛症状很少发作。

随访5年至今，患者可正常工作生活。[1]

刘小斌认为"高脂血症"亦属于中医"痰湿"的范畴，曾治一高脂血症，患者不愿意服用非诺贝特胶囊、阿托伐他汀钙片等

---

[1] 刘小斌：《邓氏温胆汤治疗"痰证"临床解读》，《湖北民族学院学报（医学版）》2011年第4期，第46-48页。

降血脂药，要求单纯中医药治疗，辨证为肥胖痰湿证，以邓氏温胆汤治疗取效。

● **案2（邓中光案）**

招某某，男，65岁。

主诉：痰多1周。

初诊：2022年3月2日。患者有慢性胰腺炎、高脂血症病史。现神清，精神可。痰多，时有咳嗽。纳可，眠差，二便调。舌暗苔浊厚，脉弦。

西医诊断：①高脂血症；②慢性胰腺炎。

中医诊断：痰饮。

处方：竹茹10g，枳壳6g，橘红10g，法半夏10g，茯神15g，苦杏仁12g，豆蔻10g，薏苡仁30g，炒酸枣仁15g（打），桑椹30g，首乌藤30g，五指毛桃50g，牛至30g，丹参15g，甘草6g，茵陈15g，7剂。

二诊：2022年3月16日。患者神清，精神可。诉服前药后痰除。后受凉，又见少量痰。纳可，半夜易醒。舌暗红苔浊，脉弦涩。

处方：苦杏仁12g，豆蔻10g，薏苡仁30g，陈皮6g，法半夏10g，茯苓12g，甘草6g，炒酸枣仁15g（打），桑椹30g，首乌藤30g，竹茹20g，紫菀15g，五指毛桃30g，丹参15g，合欢皮30g，茵陈15g，7剂。

三诊：2022年3月30日。患者神清，精神可。眠差，口苦，有痰，口腔异味。纳可，二便调。舌暗红苔浊，脉细弦。

处方：竹茹10g，枳壳6g，橘红10g，法半夏10g，茯神15g，炒酸枣仁15g（打），桑椹30g，首乌藤30g，五指毛桃30g，茵陈30g，车前草10g，磁石30g，合欢皮30g，百合30g，甘草6g，7剂。

三、原发性高血压病

原发性高血压病指在未使用降压药的情况下，非同日3次测量血压，收缩压≥140mmHg和（或）舒张压≥90mmHg，且基于目前的医学发展水平和检查手段，不能发现导致血压升高的确切病因。邱仕君、冯崇廉等常运用邓氏温胆汤加减治疗高血压病，获得良好效果。

● 案1（邱仕君案）

连某某，男，52岁。

主诉：高血压病史6个月。

初诊：2020年7月1日。症见：血压150/88mmHg，头晕头痛，睡眠差，需要服用阿普唑仑入睡，口不干，肢麻。舌淡苔白，脉细。

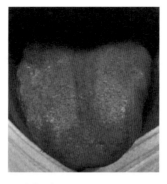

西医诊断：高血压病3级。

中医诊断：眩晕病（气虚痰滞）。

处方：竹茹10g，法半夏10g，茯苓15g，麸炒枳壳5g，化橘红10g，丹参20g，甘草片6g，决明子30g，石决明30g（先煎），钩藤10g（后下），牛膝15g，赤芍15g，桑寄生30g，蒺藜15g，首乌藤30g，牡蛎30g（先煎），龙骨30g（先煎），瓜蒌皮15g，薤白15g，白薇10g。7剂，每日1剂，煎煮2次，每次煎煮至250～300mL，分两次温服或遵医嘱。

二诊：2020年7月15日。症见：血压维持在150/80mmHg左右。头晕头痛减轻，仍时有发作。睡眠差，肢麻。舌淡苔白，脉细。在原方基础上，减白薇，加郁金10g，三七10g，川芎10g。14剂。

三诊：2020年7月29日，血压稳定在150/80mmHg，头晕头痛偶见发作，纳可，眠差，需服阿普唑仑片。效不更方。

四诊：2020年8月12日，病情稳定，唯睡眠较差，在上方的基础上据症改化橘红为橘络，加入制远志5g，玄参10g，桔梗10g，熟地黄20g，石菖蒲15g。

五诊：2020年9月28日，血压140/80mmHg，睡眠有所改善，已减阿普唑仑至半片/晚，偶见头晕，纳差，舌淡苔白，脉细。在原方基础上，减玄参、桔梗，加黄芪30g，葛根30g，以益气健脾生津。

六诊：2020年11月18日，血压138/88mmHg，病情稳定，肢麻，无头晕头痛，无口干，眠可，纳差，二便调。舌淡苔白脉细。因患者仍有肢体麻木症状，为中医所讲之"风"邪，增加益气养血，凉血祛风之品，原方加白茅根30g，白鲜皮10g，何首乌30g，党参30g。继续守上方加减巩固治疗。食疗方：红丝线

30g，煮猪肉，每天1次。

● **案2（邱仕君案）**

汤某某，男，37岁。

主诉：发现血压升高1年余。

初诊：2022年3月1日。症见：患者神清，精神可。偶觉颈部疲累，膝酸痛。二便调。舌淡苔薄白。BP：161/110mmHg。

西医诊断：高血压病。

中医诊断：头痛（气血亏虚）。

处方：决明子30g，石决明30g（先煎），竹茹10g，法半夏10g，茯苓15g，枳壳5g，橘红10g，丹参15g，甘草5g，葛根30g，蒺藜15g，制何首乌30g，龙骨30g（先煎），牡蛎30g（先煎），泽泻10g，玉米须30g，桑寄生30g，牛膝15g，白茅根30g，车前子10g，7剂。

二诊：2022年3月15日。BP：138/100mmHg。头晕伴睡眠不宁，肢麻，口干，无耳鸣，大便烂。舌淡胖，苔薄白，脉滑。处方：石决明30g（先煎），竹茹10g，法半夏10g，茯苓15g，枳壳5g，橘红10g，丹参15g，甘草5g，葛根30g，蒺藜15g，龙骨30g（先煎），牡蛎30g（先煎），泽泻10g，玉米须30g，桑寄生30g，牛膝15g，天麻10g，鹿衔草15g，五指毛桃30g，白术15g，14剂。

三诊：2022年4月26日。BP：133/100mmHg。颈项不适，头痛头晕，肢麻，眠差易醒。无胸闷、耳鸣，大便烂。舌胖淡苔薄白，脉细尺弱。处方：石决明30g（先煎），竹茹10g，法半夏10g，茯苓15g，枳壳5g，橘红10g，丹参15g，甘草5g，葛根30g，蒺藜15g，龙骨30g（先煎），牡蛎30g（先煎），泽泻10g，玉米须30g，桑寄生30g，牛膝15g，五指毛桃30g，白术15g，珍珠母30g，龟甲30g，黄芪30g，两头尖10g，王不留行15g，7剂。

四诊：2022年5月31日。BP：139/110mmHg。眠差易醒，盗汗，头痛，口干，稍有小便不畅，大便烂。舌淡苔少，脉细。处方：石决明30g（先煎），竹茹10g，法半夏10g，茯苓15g，枳壳5g，橘红10g，丹参15g，甘草5g，葛根30g，蒺藜15g，龙骨30g（先煎），牡蛎30g（先煎），泽泻10g，玉米须30g，桑寄生30g，牛膝15g，五指毛桃30g，珍珠母30g（先煎），醋龟甲30g（先煎），黄芪30g，醋鳖甲20g（先煎），牡丹皮10g，知母10g，7剂。

● 案3（邱仕君案）

陈某某，男，53岁。

主诉：手麻半年。

初诊：2022年4月26日。症见：胸闷，无头晕头痛，无肢体麻木，无口干，无痰。纳可，眠差，大便通。舌胖暗，苔中有裂纹，脉滑。BP：131/87mmHg。冠脉CT：左前降支轻度狭窄。头颅CT：轻度脑白质变性，脑萎缩。左颈总动脉斑块。

西医诊断：高血压病。

中医诊断：胸痹（气虚痰瘀）。

处方：竹茹10g，法半夏15g，茯苓15g，枳壳5g，橘红10g，丹参15g，甘草5g，牛膝15g，桑寄生30g，决明子20g，石决明30g（先煎），瓜蒌皮15g，珍珠母30g，党参30g，薤白15g，三七10g，石菖蒲15g，远志5g，14剂。

二诊：2022年5月10日。自诉平时血压稳定。头胀头晕时作，握拳乏力，肢体麻木。口干，偶有胸闷，偶有胸刺痛感，下肢轻微水肿。小便不畅，尿频尿急尿少，大便通。纳可，眠差。舌胖淡苔薄白，脉弦滑。BP：123/80mmHg。

处方：竹茹10g，法半夏15g，茯苓15g，枳壳5g，橘红10g，丹参15g，甘草5g，牛膝15g，桑寄生30g，决明子20g，石决明30g（先煎），瓜蒌皮15g，珍珠母30g（先煎），党参30g，薤白15g，三七10g，石菖蒲15g，远志5g，黄芪30g，王不留行15g，首乌藤30g，车前子10g，白茅根30g，14剂。

三诊：2022年6月14日。自诉在家中每日测量血压，血压稳定，偶见舒张压稍高。无头晕、头痛，无口干，无胸闷。夜尿多，眠差，大便通。舌胖淡苔薄白，脉细滑。现服厄贝沙坦，每日1次，每次0.5片，阿托伐他汀钙片每日1次，每次1片。

处方：竹茹10g，法半夏10g，茯苓15g，枳壳5g，橘红10g，丹参15g，甘草5g，牛膝15g，桑寄生30g，决明子20g，石决明30g（先煎），珍珠母30g（先煎），党参30g，三七10g，石菖蒲15g，远志5g，黄芪30g，王不留行15g，首乌藤30g，车前子10g，白茅根30g，瓜蒌皮15g，龙骨30g（先煎），牡蛎30g（先煎），杜仲15g，14剂。

四、痛风

痛风是由单钠尿酸盐沉积所致的晶体相关性关节病，与嘌呤代谢紊乱和（或）尿酸排泄减少所致的高尿酸血症直接相关，特指急性特征性关节炎和慢性痛风石疾病，主要包括急性发作性（慢性）关节炎、痛风石、尿酸盐肾病和尿酸性尿路结石等，严重者可以引起关节畸形和肾功能不全。中医属于"痹证"范畴，临床常见痛风患者舌苔黄腻，湿热蕴结证候明显，陈凯佳运用邓氏温胆汤合四妙散加减，获得良效。

● 案（陈凯佳案）

李某某，男，70岁。

初诊：2017年10月5日。患者近3年来反复右脚疼痛，以右踝关节及第一跖趾关节为甚，在当地医院就诊，确诊为"痛风"。平时不规则服用别嘌醇、秋水仙碱等，疼痛时有发作，但患者每次吃西药均会腹泻，因而逐渐畏惧吃西药，寻求中医药治疗。近5天来疼痛加剧，甚则夜间难以入睡，关节稍红，稍有麻木感，无明显肿胀，关节无怕冷感，疼痛无走窜性，无发热恶寒，无双下肢浮肿，口稍干，无口苦，纳可，大便干，小便黄，舌淡暗有齿印、苔腻微黄，脉滑。

西医诊断：痛风性关节炎。

中医诊断：痹证（气虚痰瘀阻络）。

处方：竹茹20g，枳壳10g，橘红5g，胆南星10g，茯苓15g，甘草10g，太子参10g，石斛10g，薏苡仁30g，地龙10g，丹参15g，苍术10g，黄柏10g，牛膝15g，7剂。

二诊：2017年10月13日。服药7剂后，疼痛大为减轻，效不更方，嘱再服7剂善后。

三诊：2018年2月10日。上次服药14剂后痛止，其间未服用西药，2月9日开始疼痛1天，问是否可以再服原方，查舌脉象基本同前，处方如下：竹茹20g，枳壳10g，橘红5g，胆南星10g，茯苓15g，甘草10g，太子参15g，石斛15g，薏苡仁30g，地龙10g，丹参10g，苍术10g，黄柏10g，牛膝10g，7剂。

2018年8月1日随访，上次服药7剂后，状态良好，疼痛至今未再发作。

按：本例患者仅表现为关节炎发作，中医属于痹证的范畴，患者年事已高，气血亏虚，脾胃运化失常，湿邪内阻，聚而成痰，阻滞经络，气血运行不畅，以致关节、肌肉疼痛、麻木、重着、屈伸不利而形成痹证，苔腻微黄为痰湿兼有化热之象，舌淡暗为气虚血瘀之象，综观属气虚痰瘀内阻之证，故契合邓氏温胆汤运用范畴，以邓氏温胆汤加减，因病位在下肢，故合四妙意，加用牛膝引药下行，取得较好的治疗效果。

五、睡眠障碍（失眠）

邓中光、邱仕君等传承邓老运用温胆汤治疗失眠的临床经验，诊治痰浊内蕴导致的失眠等精神疾病。

● 案1（邓中光案）

骆某，女，47岁。

主诉：焦虑、烦躁、失眠近半年。

初诊：2021年4月28日。外院诊断为"双相情感障碍"，曾用抗焦虑药治疗，症状无明显改善。现患者神清，精神疲倦，心悸，汗多，纳可，便秘。已绝经2年。舌暗苔浊，脉细弦。

西医诊断：睡眠障碍。

中医诊断：不寐（胆郁痰扰）。

处方：竹茹10g，枳壳6g，橘红10g，法半夏10g，茯神15g，炒酸枣仁15g（打），桑椹30g，首乌藤30g，甘草10g，浮小麦30g，大枣36g，合欢皮30g，素馨花10g，钩藤15g，虎杖30g，郁李仁15g（打），淡豆豉30g，7剂。

二诊：2021年5月12日。患者神清，精神可。睡眠改善，便秘好转，烦躁减少，时有心悸、发抖，易出汗。舌暗红苔浊，脉细弦。处方：竹茹10g，枳壳6g，橘红10g，法半夏10g，茯神15g，甘草10g，浮小麦30g，大枣30g，炒酸枣仁15g（打），桑椹30g，首乌藤30g，合欢皮30g，虎杖45g，郁李仁12g（打），柏子仁12g，素馨花10g，钩藤12g，龙骨30g（先煎），7剂。

● 案2（邱仕君案）

容某，男，43岁，干部。2001年11月29日初诊。

初诊：缘患者父亲过世后，悲痛不已，后经常失眠，整夜不能入睡，并自觉腹部不适，某院门诊查体未发现阳性体征，B超示胆囊息肉。给予抗抑郁药阿普唑仑、黛力新及七叶神安片等治疗后，症状未见好转，患者精神日渐紧张。遂逐渐加大阿普唑仑及黛力新用量，失眠等症状仍未有改善，且出现胃脘疼痛，脸上长痤疮，情绪低落，痛苦不堪，遂另求中医治疗。诊时症见：神疲，精神较差，整夜失眠，不能入睡，口苦，纳差，四肢乏力，时有腹痛，两胁隐隐不适，二便正常，舌淡红苔薄，脉细缓。证属气虚痰浊，心神不定。治以益气除痰，宁心安神。

处方：竹茹10g，胆南星10g，云茯苓15g，橘红10g，枳壳6g，丹参24g，甘草6g，生龙骨30g（先煎），生牡蛎30g（先煎），太子参30g，石菖蒲10g，远志3g，熟枣仁24g，夜交藤

30g。每日1剂。

照上方加减服用1月后，患者晚上已能入睡，但时睡时醒，情绪仍不太稳定，腹痛等症状渐有好转，嘱其逐渐减小西药用量，平时加强运动。

2002年1月底就诊时已完全停用西药，患者自觉胃痛减轻，脸上痤疮消失，遂信心大增，坚持服用中药。

2月中旬诊见患者睡眠大有改善，精神转佳，梦多，晨起口苦口干，腹胀，肝区隐有不适，纳可，大便溏，舌淡苔薄白，脉细缓。证属脾虚肝郁，以健脾疏肝、安神定志为法，拟方如下：

太子参30g，云茯苓15g，石菖蒲10g，远志3g，夜交藤30g，熟枣仁24g，白术12g，怀山药30g，郁金15g，素馨花10g，枳壳6g，甘草6g，白芍15g，柴胡10g。

上方加减服至4月，腹胀等症状好转，睡眠时好时差，此后以两方交替使用，症状基本好转。

至5月下旬患者睡眠又有反复，连续睡眠不宁，易醒，口干，胁肋胀痛，舌胖淡苔白，脉细。仍以温胆汤为主加减，拟方如下：

法半夏10g，竹茹10g，胆南星10g，云茯苓15g，橘红10g，枳壳6g，丹参24g，甘草6g，太子参18g，熟枣仁30g，远志3g，石菖蒲10g，夜交藤30g。

上方加减服用14剂，患者睡眠转佳，容易入睡，仍有口干，大便稀烂，纳可，舌淡苔白腻，脉细，上方加薏苡仁24g，继服14剂。

追踪1月，患者睡眠较好，无其他不适。

六、甲状腺功能亢进症

甲状腺功能亢进症简称"甲亢"，是由于甲状腺合成释放过多的甲状腺激素，造成机体代谢亢进和交感神经兴奋，引起心悸、出汗、进食和便次增多、体重减少的病症。多数患者还常常同时有突眼、眼睑水肿、视力减退等症状。甲亢属于中医"瘿病"的范畴，古人也称为：瘿，瘿气，瘿瘤等。病位在颈部（甲状腺），病变波及肝、肾、心、脾、肺。可因先天禀赋不足，饮食不节，情志内伤，加上外邪侵袭而发病。多由肝郁气滞，脾虚生痰，痰气互结或肝郁化火，痰火蕴结而成，或肝火伤津灼液，致阴虚火旺及阳亢而动风，后期可致肾精亏损。对于痰气互结和痰火内蕴型甲亢患者，刘小斌常用邓氏温胆汤治疗，取得良好效果。

● 案（刘小斌案）

梁某，男，28岁。2008年9月2日初诊。

主诉：心慌，气促，多汗，双下肢无力1月。

病史：患者近2年来时有咽喉部肿胀感，心慌，失眠，气促，怕热，多汗，口渴，疲倦，头晕，体重下降，伴肌肉酸痛，双下肢无力，活动后诸症加重，休息后减轻，并呈周期性发作，因工作繁忙，未予重视。至2011年8月，因情绪紧张病情突然加重，先后到广州两家医院诊治，24日因不能行走被收入某医科大学附属医院，诊断为"甲亢并周期性麻痹"，据当时检查记录：患者神清，颅神经（-），痛觉对称，双上肢肌力Ⅴ级，双下肢肌力Ⅰ级，双巴氏征（-），腱反射减低，甲状腺肿大Ⅱ度，心率124次/min，手颤（＋），血生化：钾2.2mmol/L，甲状腺素8.5nmol/L，三碘甲腺原氨酸309nmol/L。急收入内分泌科。患者住院1周，症状未见好转且药物副作用大，恶心呕吐，头晕耳鸣，难以接受，经朋友介绍来我院求治。

症见：形体消瘦，神疲气短，四肢无力，肌肉酸痛，颈部粗胀，肢体震颤，心慌心悸，潮热汗多，消食善饥。舌淡红边有齿印，舌苔厚腻黄白相兼，脉弦细数。中医诊断属"瘿病、痿证"范围，辨证气虚痰浊，肝郁脾肾不足。仿邓氏温胆汤合强肌健力饮治疗。并嘱暂时停服西药。

处方：竹茹10g，枳壳6g，橘红6g，胆南星10g，云茯苓15g，黄芪30g，五指毛桃30g，太子参30g，五味子10g，麦冬10g，山慈菇10g，甘草5g，生牡蛎30g，3剂。

加服广州中医药大学第一附属医院中药制剂"甲亢灵"。日常饮食嘱咐少食寒凉，多吃豆类（绿豆除外）。

二诊：2011年9月6日。服用中药后症状大减，心慌气短、失眠多汗消失，全身情况改善，肢体震颤减轻。检查双下肢肌力Ⅳ级，腱反射仍低下，舌淡红，苔白厚，脉细数。效不改方，山慈菇量加大至15g，7剂。

三诊：2011年9月13日。偶有心慌心悸，口干，但睡眠转佳，肌肉酸痛消失，颈部发胀感减轻，体力增加，面有光泽，双上肢、下肢肌力均Ⅴ级，腱反射稍低下，舌淡红，苔薄黄，脉细数。考虑甲亢患者容易出现内热，且四肢肌力已经恢复，去黄芪、五指毛桃，加怀山药20g、石斛15g、薏苡仁20g，并申请甲状腺功能复查。

四诊：2011年9月20日。患者临床症状基本消失，已经能够上班工作。继续守上方，加山萸肉15g。

五诊：2011年9月27日。甲状腺功能回示结果：甲状腺素1.73ng/mL，三碘甲腺原氨酸113.5ng/mL，FT$_3$ 3.8ng/mL，FT$_4$ 9.5ng/mL，促甲状腺素0.3uIU/mL。以上数值，均在正常范围。患者精神佳，体重增加，肢体无震颤，颈部甲状腺基本回复正常。为巩固疗效，仍按邓氏温胆汤加减治疗。现仍以中医中药治疗，甲亢无复发，周期性麻痹亦随之消失。

七、脂肪肝

脂肪肝是指各种原因引起的肝细胞内脂肪堆积过多的病变，早期症状不明显，一般为体检时发现。临床可表现为乏力、恶心、呕吐或右上腹不适等。中医称为肝癖。因肝失疏泄，脾失健运，痰浊淤积于肝而致。邓中光以邓氏温胆汤合四逆散加减治疗脂肪肝。

● **案1（邓中光案）**

冯某，男，50岁。

主诉：体检发现脂肪肝4个月。

初诊：2021年9月29日。患者2021年5月17日外院肝胆彩超示：脂肪肝。肝功能：直接胆红素9.4μmol/L，间接胆红素23.3μmol/L，总胆红素32.7μmol/L。丙氨酸氨基转移酶及天门冬氨酸氨基转移酶未见异常。冠心病史。现神清，精神可。自诉视物模糊。无肝区不适，无身目黄染。纳眠可，二便调。舌淡红有齿印，苔浊，脉弦。

西医诊断：①脂肪肝；②冠心病。

中医诊断：积聚（肝郁脾虚，痰湿互结）。

处方：柴胡12g，白芍12g，枳壳6g，甘草6g，竹茹10g，橘红10g，法半夏10g，茯神15g，五指毛桃60g，千斤拔60g，合欢皮30g，炒酸枣仁30g（先煎），首乌藤30g，楮实子15g，14剂。

二诊：2022年1月26日。患者神清，精神可。自诉视物模糊，眼干涩、刺痛，曾至外院眼科检查，未见异常。时有胸闷，易烦躁，有口气。未见身目黄染。纳可，眠差，二便调。舌淡胖有齿印，苔浊，脉弦涩。

处方：竹茹10g，橘红10g，法半夏10g，茯神15g，柴胡12g，白芍12g，枳壳6g，甘草6g，茵陈30g，五指毛桃50g，丹参15g，楮实子12g，蕤仁10g，蔓荆子10g，车前子10g，7剂。

● **案2（陈凯佳案）**

王某某，男，42岁。2021年1月11日初诊。

主诉：身体疲乏3个月。患者有高血压病史，2020年外院诊断为"非酒精性脂肪肝"。近几日觉头不够清爽，有眼胀感，疲乏倦怠。无头晕，无呕吐。舌质暗红，舌苔黄腻，脉弦滑。

西医诊断：①脂肪肝；②高血压病。

中医诊断：肝癖（气虚痰瘀阻滞）。

治以益气化痰祛瘀，方以邓氏温胆汤加减。

处方：竹茹15g，麸炒枳壳10g，化橘红5g，胆南星10g，甘草5g，太子参10g，干石斛15g，薏苡仁30g，五指毛桃15g，木棉花20g，茯苓15g，玉米须30g。水煎内服，每日1次，7剂。

二诊：2021年1月18日。症状缓解，疲乏明显改善，但仍觉头不够清爽，前两天受凉感冒，现觉咽痒，欲咳嗽，无痰，有眼胀感。无头晕。舌暗红，苔黄腻，脉弦滑。处方：茵陈15g，滑石30g，石菖蒲10g，通草10g，藿香10g，豆蔻5g，连翘10g，射干10g，木棉花15g，蜜紫菀15g，蜜款冬花15g，薄荷5g（后下），五指毛桃10g，6剂，水煎内服，每日1次。

三诊：2021年1月25日。疲乏症状持续缓解，头仍不够清爽，咳嗽有所减轻，但有痰难咳。舌微红苔腻，脉滑。患者目前以咳嗽症状为主，予以定喘汤加减。处方：苏黄止咳胶囊，每天2粒，连续3天。蜜麻黄5g，丝瓜络15g，苦杏仁10g，桑白皮10g，法半夏10g，甘草5g，款冬花10g，紫苏子10g，浙贝母15g，金荞麦10g，地龙10g，蝉蜕10g，五指毛桃10g。水煎内服，每日1剂，6剂。

四诊：2021年2月1日。无明显咳嗽，咳少许痰，身体困倦感好转。无头晕，全身轻松感。舌质暗红，舌苔黄腻，脉弦滑。仍改回原邓氏温胆汤加味调理。处方：竹茹15g，麸炒枳壳10g，胆南星10g，甘草5g，太子参10g，干石斛15g，薏苡仁30g，五指毛桃15g，木棉花30g，茯苓15g，玉米须30g，关黄柏10g，苍术6g，14剂，水煎内服，每日1剂。

五诊：2021年2月8日。诸症缓解，无咳嗽，无明显疲乏，全身轻松。

八、头晕

部分患者以头晕为主要表现，归于中医"眩晕"范畴，其中痰浊偏盛者，邓中光常予邓氏温胆汤加减治疗，获得良效。

● 案（邓中光案）

王某某，女，76岁。

主诉：头晕1周。

初诊：2021年3月10日。乳腺恶性肿瘤切除术后、白内障术后。患者神清，精神疲倦。头晕，视蒙，时有步伐欠稳，无天旋地转感。易烦躁，易呛咳，易流涕。纳可，眠差，夜尿频数，易便溏。舌淡胖苔浊，脉弦细。

中医诊断：眩晕（痰浊上蒙）。

处方：竹茹10g，枳壳6g，橘红10g，法半夏10g，茯神15g，海风藤30g，络石藤30g，宽筋藤30g，鸡血藤30g，忍冬藤30g，黑老虎30g，五指毛桃50g，蒺藜12g，藁本12g，首乌藤30g，甘草6g，7剂。

二诊：2021年3月24日。夜尿频数改善，呛咳减少，视蒙好转。仍有头晕，偶有尿失禁。舌淡胖，苔白浊，脉弦涩。

处方：白芷10g，天麻10g，蒺藜12g，蔓荆子12g，藁本12g，竹茹10g，枳壳6g，橘红10g，法半夏10g，茯神15g，五指毛桃50g，紫菀12g，豨莶草30g，鸡血藤30g，乌药10g，甘草6g，7剂。

三诊：2021年4月7日。咳嗽改善。头晕，精神恍惚，疲乏。小便黄，味大，小便灼热感。大便难排，成形。眠差。舌暗红苔白，脉虚弦。自诉血压控制可。

处方：白芷10g，天麻10g，蒺藜12g，蔓荆子12g，藁本12g，海风藤15g，络石藤15g，宽筋藤15g，鸡血藤15g，忍冬藤15g，黑老虎15g，叶下珠30g，凤尾草30g，五指毛桃50g，千斤拔50g，合欢皮30g，首乌藤30g，炒酸枣仁30g，百合30g，甘草6g，7剂。

四诊：2021年4月21日。自觉疲乏、气短，时有头晕。眠差，小便调，无小便灼热感，仍见尿黄、味大，偶有小便失禁。大便难解，每日2次，大便成形。

处方：党参15g，黄芪15g，白术12g，当归10g，陈皮6g，升麻10g，柴胡10g，甘草5g，海风藤15g，络石藤15g，宽筋藤15g，鸡血藤15g，忍冬藤15g，黑老虎15g，五指毛桃60g，合欢皮30g，蒺藜12g，茺蔚子10g，首乌藤30g，茯神30g，7剂。

五诊：2021年5月5日。易疲乏，视蒙，泪稠，烦躁，身热。纳可，睡眠较前改善。小便灼热感，大便可。舌暗胖苔浊，脉虚弦涩。

处方：海风藤30g，络石藤30g，宽筋藤30g，鸡血藤30g，忍冬藤30g，黑老虎30g，叶下珠30g，凤尾草30g，五指毛桃60g，千斤拔60g，合欢皮30g，薏仁12g，木贼10g，车前子10g，苍耳子12g，甘草6g，7剂。

六诊：2021年5月19日。上症改善。仍见头晕，视蒙。呛咳改善。小便黄，大便可。舌淡胖苔浊，脉虚弦。

处方：竹茹10g，枳壳6g，橘红10g，法半夏10g，茯神15g，白芷10g，天麻10g，蒺藜12g，蔓荆子12g，藁本12g，五指毛桃50g，千斤拔50g，合欢皮30g，鸡血藤30g，豨莶草30g，薏仁12g，甘草6g，7剂。

九、支气管扩张症

支气管扩张症是支气管壁损坏而造成的支气管扩张和变形。典型的症状有慢性咳嗽、咳大量脓痰和反复咯血。中医属于"肺络张""咯血"等范畴。主要病机是痰火相结，阻塞气机。早期多以千金苇茎汤为主进行治疗，后期常见气阴两虚，痰瘀互结，在无明显咯血的缓解期，痰瘀内阻，出现胸痛、胸闷等症状时，可以邓氏温胆汤合血府逐瘀汤加减治疗。

● 案（陈凯佳案）

李某某，男，52岁。

主诉：反复发作呼吸时胸痛半年。

初诊：2020年4月13日。患者从2019年9月开始出现呼吸时右侧前胸疼痛，为胀痛感，咯血1次，不痛时则有胸闷感，无咳嗽，无发热，无气促，大小便正常。2019年10月去医院诊治，诊断为：支气管扩张。服用过头孢等抗生素，之后一直未咯血，但胸痛反复。血压不高。体格检查：T36.8℃，咽部充血（＋），双侧扁桃体不大，咽后壁滤泡增生。双肺呼吸音清晰，未闻及干湿啰音。心律齐，心音有力，未闻及杂音，腹部（－），颈软，双瞳孔（－）。舌质红，舌苔黄腻，脉弦滑。

西医诊断：支气管扩张（症）。

中医诊断：胸痹（心脾气虚，痰瘀阻络）。

中成药处方：血府逐瘀口服液1盒，每天2次，每次1支，连服5天；生脉胶囊1盒，每天2次，每次2粒，连服5天。

中药处方：化橘红10g，法半夏10g，丹参15g，五指毛桃

30g，茯苓15g，甘草5g，党参15g，瓜蒌皮10g，薤白5g，麸炒枳壳5g，牛膝10g，桃仁10g，柴胡10g，水煎内服，共7剂。

二诊：2020年4月17日。现已无胸痛，曾有反酸嗳气，现已无反酸嗳气，无咳嗽咯痰，无胃脘胀闷，无口干。查体：双肺未闻及干湿啰音。舌淡红，苔微腻，脉弦滑。

十、抑郁障碍（郁证）

抑郁障碍又名抑郁症，是以连续且长期的心情低落为主要的临床特征的一种精神性疾病，中医属于"郁病""脏躁"范畴。常由于情志不舒，肝郁脾虚，痰气郁结所致。可以邓氏温胆汤加疏肝理气之品治之。

● 案（陈凯佳案）

苏某，男，41岁。

主诉：情绪低落7年。

初诊：2021年1月25日。近7年来一直处于情绪低落、兴趣减退、精力下降、记忆力减退状态，偶有胸闷、压抑感。在精神科诊断为抑郁症。每天顿服草酸艾司西酞普兰20mg维持治疗，求中医调理。现纳差，大小便正常。舌淡红，苔白腻，有齿痕，脉弦。

辨证：郁证（气阴两虚，肝郁湿热）。

中成药处方：舒眠胶囊1盒，每天3粒，连续7天，口服。

中药处方：竹茹15g，麸炒枳壳10g，化橘红10g，胆南星10g，茯苓15g，甘草5g，太子参15g，干石斛10g，薏苡仁30g，柴胡10g，丹参10g，牛膝15g。水煎内服，每日1次，7剂。

二诊：2月1日。每天顿服草酸艾司西酞普兰20mg维持，情绪低落，兴趣减退等稍有改善，烦躁减轻。夜晚睡眠可维持7～8小时。无胸闷。纳差，二便调。舌红苔腻微黄。从前方中加竹茹5g，苍术6g，关黄柏15g，茵陈30g，素馨花15g，去化橘红，太子参减至10g。

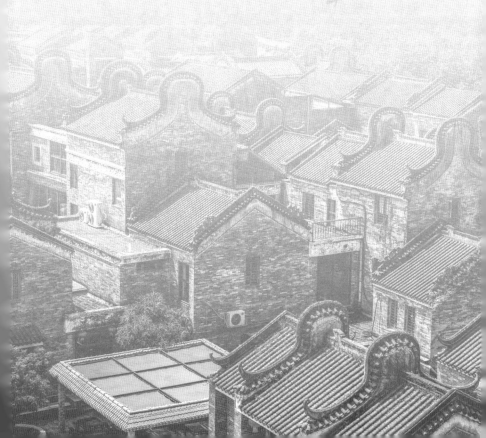

第四章

方中常用药物介绍

第一节　方中单味药物

一、党参

党参为桔梗科植物党参、素花党参或川党参的根。秋季采挖，除去地上部分，洗净泥土，晒至半干，用手或木板搓揉，使皮部与木质部贴紧，饱满柔软，然后再晒再搓，反复3～4次，切片或切段，晒干。炒党参：将麸皮置于加热之锅内，至锅上起烟时，加入党参片，拌炒至深黄色，取出筛去麸皮，放凉（每50kg党参，用麸皮10kg）。别名：上党人参（《本经逢原》），黄参（《百草镜》），狮头参（《翁有良辨误》），中灵草（《青海药材》）。

[**性味**] 甘，平。

[**归经**] 脾、胃经。

[**功能主治**] 补中，益气，生津，养血。用于脾胃虚弱，气血两亏，体倦无力，食少，口渴，久泻，脱肛。

[**用法用量**] 煎服，10～15g，大剂30～60g；熬膏或入丸、散。

[**注意事项**] 有实邪者忌服。

[**现代研究**] 党参根含皂苷、微量生物碱、蔗糖、葡萄糖、菊糖、淀粉、黏液及树脂等。药理作用：①增强免疫功能：党参多糖能明显增强腹腔巨噬细胞吞噬功能，提高小鼠炭廓清率，对胸腺T细胞玫瑰花环形成有促进作用。②提高机体应激能力：党

参提取物和总皂苷能增强小鼠抗高温能力，在低温环境下，亦能抗体温下降。③增强耐疲劳力、抗缺氧：党参水煎剂灌服，能显著提高小鼠对急性缺氧的耐力，可降低动物的整体耗氧量，延长动物在缺氧环境中的生存时间。④能明显增加冠心病患者的左心室收缩力，增加心排出量，有一定强心作用。⑤党参浸膏对多种动物有降低血压作用，此作用与其能抑制肾上腺素及扩张外周血管有关。而党参注射液对家兔晚期失血性休克有明显的升压效应，可使动脉血压迅速回升，而中心静脉压下降，此作用可能是通过增加心肌收缩力及心输出量发挥的。⑥其他：降低血液黏度、防止血栓形成；使红细胞数目与血红蛋白量明显增加；对化学治疗及放射治疗引起的白细胞下降有升高作用；镇痛、解热、抗溃疡作用。①

[古籍文献记述]

最早记载于《本草从新》：主补中益气，和脾胃，除烦渴。中气微弱，用以调补，甚为平妥。

《本草纲目拾遗》：治肺虚，能益肺气。

《本草正义》：力能补脾养胃，润肺生津，健运中气，本与人参不甚相远。其尤可贵者，则健脾而不燥，滋胃阴而不湿；润肺而不犯寒凉；养血而不偏滋腻，鼓舞清阳，振动中气而无刚燥之弊。

---

① 梅全喜：《现代中药药理与临床应用手册》（第3版），中国中医药出版社，2016，第737页。

二、太子参

太子参为石竹科植物孩儿参的块根。别名：孩儿参、童参、双批七、四叶参、米参。6～7月茎叶大部枯萎时收获，挖掘根部（以根呈黄色为宜，过早未成熟，过晚浆汁易渗出，遇暴雨易造成腐烂），洗净，放100℃开水中焯1～3分钟，捞起，晒至干足。或不经开水焯，直接晒至七八成干，搓去须根，使参根光滑无毛，再晒至干燥。本品出自《本草从新》：太子参，虽甚细如参条，短紧结实，而有芦纹，其力不下大参。据《本草从新》《本草纲目拾遗》《饮片新参》等书，太子参原指五加科植物人参之小者。现在商品则普遍用石竹科植物异叶假繁缕的块根，虽有滋补功用，但其力较薄。

[性味] 甘、微苦，平。

[归经] 脾、肺经。

[功能主治] 补益脾肺，益气生津。用于脾胃虚弱；食欲不振；倦怠无力；气阴两伤；干咳痰少；自汗气短；温病后期气虚津伤，内热口渴；神经衰弱，心悸失眠，头昏健忘；小儿夏季热等。

[用法用量] 煎服，10～30g。

[现代研究] 太子参块根脂类中含有棕榈酸，亚油酸，1-亚油酸甘油酯，吡咯-2-羧酸，呋喃甲醇酯，2-吡咯甲酸，谷甾醇，另含糖，氨基酸，微量元素锰等和太子参环肽A及B。现代研究发现有增强机体免疫功能、抗应激、抗疲劳、改善学习记忆、抗衰老、降血糖、降血脂、止咳、祛痰、抗菌、抗病毒、抗

炎等作用。[①]

[古籍文献记述]

《本草再新》：治气虚肺燥，补脾土，消水肿，化痰，止渴。

《饮片新参》：补脾肺元气，止汗，生津，定虚惊。

三、竹茹

竹茹为禾本科植物青秆竹、大头典竹或淡竹的茎秆的干燥中间层，为卷曲成团的不规则丝条或呈长条形薄片状。宽窄厚薄不等，浅绿色或黄绿色。质柔韧，有弹性。全年均可采制，取新鲜茎，除去外皮，将稍带绿色的中间层刮成丝条，或削成薄片，捆扎成束，阴干。前者称"散竹茹"，后者称"齐竹茹"。姜竹茹：取生姜，捣碎，加水少许，压榨取汁，将姜汁洒于竹茹上，拌匀，用小火微炒至黄色，取出，晾干即得（每50kg竹茹，用生姜5kg）。

[性味] 甘，微寒。

[归经] 归肺、胃、胆经。

[功能主治] 清热化痰，除烦止呕。用于痰热咳嗽，胆火挟痰，烦热呕吐，心悸失眠，中风痰迷，舌强不语，胃热呕吐，妊娠恶阻，胎动不安。

[用法用量] 煎服，4.5～9g。

[现代研究] 淡青秆竹和大头典竹含多糖、氨基酸、酚性物

---

① 周祯祥，唐德才主编《临床中药学》，中国中医药出版社，2016，第244页。

质、树脂类及黄酮类成分。淡竹秆含环腺苷磷酸（cAMP）酶的抑制成分：2，5-二甲氧基对苯醌、对羟基苯甲酸、丁香醛、松柏醇酯醛等，还含有香荚兰酸、阿魏酸和对香豆酸。药理作用：①增加尿中氯化物量；②增高血糖；③抗菌作用：竹茹粉在平皿上对白色葡萄球菌、枯草杆菌、大肠杆菌及伤寒杆菌等有较强的抗菌作用。[1]

[古籍文献记述]

《名医别录》：治呕哕，温气寒热，吐血，崩中。

《本草经疏》：竹茹甘寒，解阳明之热则邪气退而呕哕止矣。甘寒又能凉血清热，故主吐血崩中及女劳复也。

《本经逢原》：清胃府之热，为虚烦烦渴胃虚呕逆之要药。

四、半夏

半夏为天南星科植物半夏的干燥块茎。别名：三叶半夏、三叶老、三步跳、麻玉果、燕子尾。呈类球形，有的稍偏斜，直径1～1.5cm。表面白色或浅黄色，顶端有凹陷的茎痕，周围密布麻点状根痕；下面钝圆，较光滑。质坚实，断面洁白，富粉性。无臭，味辛辣、麻舌而刺喉。夏、秋二季采挖，洗净，除去外皮及须根，晒干。

生半夏：拣去杂质，筛去灰屑。漂半夏：将半夏泡在水中，常换清水，清洗表面杂质。

法半夏：取净半夏，用凉水浸泡，避免日晒，根据其产地质

---

[1] 梅全喜：《现代中药药理与临床应用手册》（第3版），中国中医药出版社，2016，第320页。

量及其颗粒大小，斟酌调整浸泡日数。泡至10日后，如起白沫时，每50kg半夏加白矾1kg，泡1日后再换水，至口尝稍有麻辣感为度，取出略晾。另取甘草碾成粗块，加水煎汤，用甘草汤泡石灰块，再加水混合，除去石灰渣，倒入半夏缸中浸泡，每日搅拌，使其颜色均匀，至黄色已浸透，内无白心为度。捞出，阴干。（每50kg半夏，用1kg白矾，甘草8kg，石灰块10kg）。

姜半夏：取拣净的半夏，照上述法半夏项下的方法浸泡至口尝稍有麻辣感后，另取生姜切片煎汤，加白矾与半夏共煮透，取出，晾至六成干，闷润后切片，晾干。（每50kg半夏，用生姜12.5kg，白矾6.2kg，夏季用7.4kg）。

清半夏：取拣净的半夏，照上述法半夏项下的方法浸泡至口尝稍有麻辣感后，加白矾与水共煮透，取出，晾至六成干，闷润后切片，晾干。（每50kg半夏，用白矾6.2kg，夏季用7.2kg）。

[性味] 辛，温；有毒。

[归经] 归脾、胃、肺经。

[功能主治] 燥湿化痰，降逆止呕，消痞散结。用于痰多咳喘，痰饮眩悸，风痰眩晕，痰厥头痛，呕吐反胃，胸脘痞闷，梅核气；生用外治痈肿痰核。姜半夏多用于降逆止呕。

[用法用量] 3～9g。外用适量，磨汁涂或研末以酒调敷患处。

[注意事项] ①生半夏系毒性中药，应按《医疗用毒性药品管理办法》的有关规定使用。②不宜与川乌、草乌、附子、关白附等乌头类中药同用。③生品内服宜慎。

[现代研究] 半夏含半夏淀粉、生物碱、半夏蛋白、β-谷

甾醇及葡萄糖苷、胡萝卜苷、草酸钙、氨基酸、脂肪酸、半夏胰蛋白酶抑制物、胆碱等。其中，氨基酸16种，如天冬氨酸、苏氨酸、丝氨酸、谷氨酸、甘氨酸、丙氨酸、精氨酸、赖氨酸等。多种脂肪酸，如棕榈酸、硬脂酸、油酸、α-亚麻酸、β-亚麻酸等。无机元素18种，如铁、钙、镁、钾、钠、钛、锰等。生物碱类，如左旋盐酸麻黄碱等。挥发油成分65种，如茴香脑等。药理作用：①镇咳、祛痰、抗矽肺：半夏具有明显的镇咳作用，与可待因相似但作用稍弱，其机理初步认为系生物碱抑制咳嗽中枢所致。姜半夏混悬液对矽肺的进展有抑制作用。②镇吐与催吐：半夏能激活迷走神经传出活动而具有镇吐作用。生半夏粉末或低温处理的半夏流浸膏灌胃，对动物有催吐作用。③抗心律失常、抑制心率和短暂的降压作用。④降血脂：可阻止或延缓高脂血症的形成，并对高脂血症有一定的治疗作用。⑤抗肿瘤：能增强网状内皮系统吞噬功能和分泌作用，抑制肿瘤的发生和增殖。⑥抗早孕。⑦镇痛、镇静、催眠作用。⑧其他：尚有解毒、抗菌、降低眼内压和轻度刺激肾上腺皮质功能等作用。

[**毒性**] 半夏的毒性主要表现在对舌、咽喉、眼、胃、肠等多种黏膜的刺激性，导致舌及咽喉刺痛肿胀、失音、眼结膜水肿、呕吐、水泻等副作用。分别给小鼠灌胃给药生半夏、漂半夏、生姜浸半夏和白矾半夏混悬液，实验结果显示生半夏毒性最大，其次为漂半夏，再次为生姜浸半夏，白矾半夏混悬液毒性最小。半夏的毒性作用可能是一种接触性刺激后产生的强烈炎症反应。研究发现半夏毒性针晶、凝集素蛋白均可诱导巨噬细胞释放大量炎症因子，巨噬细胞可吞食半夏毒性针晶，凝集素蛋白可致

巨噬细胞明显肿大，最终导致细胞膜破损，细胞死亡。此外，半夏蛋白具有明显的生殖毒性，具抗早孕活性。

[古籍文献记述]

始载于《神农本草经》，列为下品。"味辛平。主伤寒，寒热，心下坚，下气，喉咽肿痛，头眩胸张，咳逆肠鸣，止汗。"南朝梁代陶弘景在《本草经集注》记载半夏"生令人吐，熟令人下。用之汤洗，令滑尽""用之皆汤洗十许过，令滑尽，不尔戟人咽喉。方中有半夏，必须生姜者，亦以制其毒故也"。虽然没有明确注明有毒，但提到半夏对咽喉具有刺激作用，且生姜可以制半夏毒。

《本草汇言》："有小毒，入手阳明、太阴、少阴三经。"

明代李时珍撰写的《本草纲目》提及半夏"（根）辛、平、有毒"。明代陈嘉谟撰写的《本草蒙筌》提及半夏"味辛、微苦，气平，生寒熟温。沉而降，中阳也。有毒"。《本草品汇精要》《本草原始》《神农本草经疏》《医学衷中参西录》《本草经解》也均记载半夏有毒。

《药鉴》："气微寒，味辛苦，而辛浓于苦，气味俱轻，有小毒，阳中之阴也，降也。"并且"凡诸血证妊妇，及少阳伤寒而渴，并诸渴症，皆不可用"。《本草新编》："孕妇勿用，恐坠胎元。"认为半夏对妊娠妇女有不良的影响。

五、天南星

天南星为天南星科植物天南星、异叶天南星或东北天南星的干燥块茎。别名：南星、白南星、山苞米、蛇包谷、山棒子。

秋、冬二季茎叶枯萎时采挖，除去须根及外皮，干燥。呈扁球形，高1～2cm，直径1.5～6.5cm。表面类白色或淡棕色，较光滑，顶端有凹陷的茎痕，周围有麻点状根痕，有的块茎周边有小扁球状侧芽。质坚硬，不易破碎，断面不平坦，白色，粉性。气微辛，味麻辣。

生天南星：除去杂质，洗净，干燥。制天南星（姜南星）：取净天南星，按大小分别用水浸泡，每日换水2～3次，如起白沫时，换水后加白矾（每100kg天南星，加白矾2kg），泡一日后，再进行换水，至切开口尝微有麻舌感时取出。将生姜片、白矾置锅内加适量水煮沸后，倒入天南星共煮至无干芯时取出，除去姜片，晾至四至六成干，切薄片，干燥。每100kg天南星，用生姜、白矾各12.5kg。

[性味] 苦、辛，温；有毒。

[归经] 归肺、肝、脾经。

[功能主治] 燥湿化痰，祛风止痉，散结消肿。用于顽痰咳嗽，风痰眩晕，中风痰壅，口眼歪斜，半身不遂，癫痫，惊风，破伤风。生用外治痈肿，蛇虫咬伤。

[用法用量] 一般炮制后用，3～9g；外用生品适量，研末以醋或酒调敷患处。

[注意事项] 孕妇慎用。

[现代研究] 天南星、一把伞南星的根茎均含谷甾醇及与虎掌草相同的多种氨基酸和无机微量元素，只是含量有所不同。东北天南星含植物凝集素。药理作用：①抗惊厥：腹腔注射天南星水煎剂3g/kg，可明显对抗士的宁、五甲烯四氮唑及咖啡因引起

的惊厥，但不能对抗电休克的发作，且品种不同其抗惊强度有所差异。②镇静、镇痛：兔及大鼠腹腔注射天南星水煎剂后，均呈活动减少、安静、翻正反射迟钝。并能延长小鼠戊巴比妥钠给药后的睡眠时间，且有明显的镇痛作用。③祛痰：天南星水煎剂有祛痰作用。④抗肿瘤：鲜天南星（未鉴定品种）的水提取液经醇处理的制剂，体外对Hela细胞有抑制作用，对小鼠实验性肿瘤有一定抑制作用，并证实D-甘露醇可能是抗癌有效成分。⑤抗氧化：天南星所含两种生物碱有不同程度的清除超氧阴离子自由基，抑制肝线粒体脂质过氧化反应等活性。⑥其他：拮抗异丙肾上腺素对心脏的作用等。

[**毒性及解毒**] 天南星中毒，可致舌、喉发痒而灼热，肿大，严重的可致窒息。轻者可服稀醋或浓茶、蛋清、甘草水、姜汤等解之。如呼吸困难则需给氧气，必要时做气管切开。

[**古籍文献记述**]

《神农本草经》：味苦，温，有大毒。主心痛，寒热结气，积聚伏梁，伤筋痿，拘缓。利水道。

《开宝本草》：主中风麻痹除痰，下气，破坚积，消痈肿，利胸膈，散血堕胎。

《本草纲目》：治惊痫，口眼㖞斜，喉痹，口舌疮糜，结核，解颅。

《本经逢原》：南星、半夏皆治痰药也。然南星专走经络，故中风、麻痹以之为向导；半夏专走肠胃，故呕吐、泄泻以之为向导。

六、橘红

橘红为芸香科植物化州柚或柚的未成熟或近成熟的干燥外层果皮。以产于广东化州为佳，称为化橘红。别名：化州桔红、毛橘红、光七爪、光五爪。化州柚是自古应用的地道化橘红药材，因其外果皮密被茸毛，习称毛橘红。而柚果皮光滑无毛，习称光橘红。夏季果实未成熟时采收置沸水中略烫后，将果皮割成5瓣或7瓣，除去果瓤和部分中果皮压制成形干燥，习称"光七爪""光五爪"。

橘红：将药材除去杂质，快洗润透，切细丝或方块晒或低温干燥，筛去灰屑。

蜜制：取蜂蜜文火炼老，加水适量，再将橘红碎块倒入，搅拌，炒至微黄色时，出锅，摊开晾凉，每100kg橘红，加入蜂蜜18.75kg。

[**性味**] 辛、苦，温。

[**归经**] 归肺、脾经。

[**功能主治**] 散寒，燥湿，利气，消痰。用于风寒咳嗽，喉痒痰多，食积伤酒，呕恶痞闷。

[**用量**] 3～10g。

[**注意**] 阴虚燥咳及久嗽气虚者不宜服。

[**现代研究**] 柚的外果皮含挥发油，主要成分为柠檬醛，牻牛儿醇，芳樟醇，邻氨基苯甲酸甲酯等。又含蛋白质，脂肪，糖类，胡萝卜素，维生素B_1，维生素B_2，维生素C，烟酸，磷。药理作用：①镇咳。给小鼠口服化橘红糖浆（化橘红经甲醇提取、

药澄煮汁浓缩成糖浆），对氨水引咳法所致的咳嗽有明显的镇咳作用。②祛痰。先给小鼠口服化橘红糖浆，30分钟后腹部注射0.25%酚红溶液，处死小鼠后发现酚红排出量较对照组明显增加，说明化橘红有显著的祛痰作用。③抗炎作用。药理实验表明，化橘红具有一定的抗炎作用。给小鼠腹腔注射柚皮苷，能降低甲醛性足跖肿胀。柚皮苷静脉注射，可抑制大鼠毛细血管通透性增强。④其他：如抗氧化作用，柚皮苷对小鼠的病毒感染及X线照射有保护作用，化橘红所含黄酮类有降低血小板凝聚及增快血流等作用等。[①]

[古籍文献记述]

《药品化义》：橘红，辛能横行散结，苦能直行下降，为利气要药。盖治痰须理气，气利痰自愈，故用入肺脾，主一切痰病，功居诸痰药之上。佐竹茹以疗热呃，助青皮以导滞气，同苍术、厚朴平胃中之实，合葱白、麻黄表寒湿之邪，消谷气，解酒毒，止呕吐，开胸膈痞塞，能推陈致新，皆辛散苦降之力也。

《本经逢原》：橘红专主肺寒咳嗽多痰，虚损方多用之，然久嗽气泄，又非所宜。

《医林纂要》：橘红专入于肺，兼以发表。去皮内之白，更轻虚上浮，亦去肺邪耳。

《本草纲目》：橘红佳品，其瓤内有红白之分，利气、化痰、止咳功倍于它药。

《本草原始》：橘红，广东化州者胜，实小，内瓣味酸。

第四章 方中常用药物介绍

---

① 蔡永敏等主编《最新中药药理与临床应用》，华夏出版社，1999，第235页。

《本草汇》：能除寒发表。

《本草纲目拾遗》：治痰症如神，消油腻、谷食积，醒酒，宽中……解蟹毒。

七、枳壳

枳壳为芸香科植物酸橙及其栽培变种的干燥未成熟果实。别名：江枳壳，川枳壳。7月果皮尚绿时采收，自中部横切为两半，晒干或低温干燥。枳壳：除去杂质，洗净，润透，切薄片，干燥后筛去碎落的瓤核。麸炒枳壳：取枳壳片，照麸炒法（将净制或切制后的药物用麦麸熏炒的方法）炒至色变深。

[**性味**] 苦、辛、酸，微寒。

[**归经**] 归脾、胃、大肠经。

[**功能主治**] 理气宽中，行滞消胀。用于胸胁气滞，胀满疼痛，食积不化，痰饮内停，脏器下垂。

[**用量**] 3～10g。

[**现代研究**] 含挥发油、黄酮类和生物碱成分。挥发油中主要含柠檬烯、芳樟醇等。黄酮类成分有橙皮苷、新橙皮苷、柚皮苷、5-去甲基川陈皮素、野漆树苷、忍冬苷等。生物碱中主要含辛弗林和N-甲基酪胺等。药理作用：①能加快正常小鼠的小肠推进功能。枳壳和其所含的挥发油有明显的促进在体小鼠胃肠推进作用，增加推进率。②对子宫的作用：枳壳水煎剂对未孕或已孕离体或在体家兔子宫，均呈显著兴奋作用，使子宫收缩有力，紧张度增加。③对心血管及泌尿系统的作用：枳壳水煎剂对离体蟾蜍心脏，在低浓度时使其收缩增强，高浓度时使其收缩减

弱；水煎剂及乙醇提取液对兔、狗静脉注射时，可以使血压显著升高、肾容积减小，使麻醉狗血压升高、肾容积减小的同时，具有暂时的抑制排尿作用。④对平滑肌的作用：枳壳水煎液对鸡蛋清致敏大白鼠的离体肠管因加入特异性抗原引起的挛缩有抑制作用。

［古籍文献记述］

《开宝本草》：风痒麻痹，通利关节，劳气咳嗽，背膊闷倦，散留结胸膈痰滞，逐水，消胀满、大肠风，安胃，止风痛。

《活人书》：治痞宜先用桔梗枳壳汤，非用此治心下痞也。

《本草纲目》：治里急后重。

八、茯苓

茯苓为多孔菌科真菌茯苓的干燥菌核。别名：云茯苓，白茯苓。多于7～9月采挖，挖出后除去泥沙，堆置"发汗"后，摊开晾至表面干燥，再"发汗"，反复数次至现皱纹、内部水分大部散失后，阴干，称为"茯苓个"；取茯苓个，浸泡，洗净，润后稍蒸，及时削去外皮，切制成块或切厚片，晒干。或将鲜茯苓按不同部位切制，阴干，分别称为"茯苓块"和"茯苓片"。菌核中夹有松根的部分，称为茯神，安神效果佳。

［**性味**］甘、淡，平。

［**归经**］心、肺、脾、肾经。

［**功能主治**］利水渗湿，健脾，宁心。用于水肿尿少，痰饮眩悸，脾虚食少，便溏泄泻，心神不安，惊悸失眠。

［**用量**］10～15g。

[现代研究] 主要含多聚糖类，茯苓聚糖含量最高，达75%；其次为多糖；还含有茯苓酸、块苓酸等。此外，尚含麦角甾醇、胆碱、脂肪、卵磷脂、组胺酸、钾盐等。药理作用：①利尿作用：茯苓水浸液及醇浸液给家兔灌胃实验表明，茯苓确有利尿作用。②抗肝硬变作用：动物实验表明茯苓可促进实验性肝硬变动物肝脏胶原蛋白降解，使肝内纤维组织重吸收，减缓大鼠肝纤维化的发生。③镇静作用：茯神水煎液具有一定的镇静催眠作用，茯神的镇静作用比茯苓强。④抗肿瘤作用：茯苓多糖、羧甲基茯苓多糖对小鼠肉瘤S_{180}实体型及腹水转实体型（$S_{180}A$—S）、子宫颈癌S_{14}实体型及腹水转实体型（U14—S）等均有不同程度的抑瘤作用，抑瘤率为8%～37%不等。还能延长荷瘤动物的生存期，口服亦有一定作用。动物实验表明，茯苓次聚糖与环磷酰胺等化疗药物合用，对小鼠S_{180}的抑制率可达96.88%。⑤增强免疫作用：茯苓多糖灌胃或腹腔注射能增强小鼠腹腔巨噬细胞吞噬功能，使溶血空斑数增加，增加ANAE阳性淋巴细胞数，能使小鼠脾脏抗体分泌细胞数明显增多，还能对抗环磷酰胺引起的大白鼠白细胞下降。⑥对心脏的影响：茯苓的水、乙醇或乙醚提取物对离体蛙心有强心及加速心率的作用，但其水浸液或酊剂在高浓度时有抑制作用。⑦其他作用：如抗溃疡、抗菌、降血糖、抑制迟发变态反应、松弛离体肠管、杀灭钩端螺旋体、调节肠道菌群等。[1]

---

[1] 梅全喜：《现代中药药理与临床应用手册》（第3版），中国中医药出版社，2016，第522页。

《本草纲目》：茯苓气味淡而渗，其性上行，生津液，开腠理，滋水源而下降，利小便，故张洁古谓其属阳，浮而升，言其性也；东垣谓其为阳中之阴，降而下，言其功也。

《本草衍义》：茯苓、茯神，行水之功多，益心脾不可阙也。

《本草正》：能利窍去湿，利窍则开心益智，导浊生津；去湿则逐水燥脾，补中健胃；祛惊痫，厚肠脏，治痰之本，助药之降。以其味有微甘，故曰补阳。但补少利多。

九、五指毛桃

五指毛桃为桑科植物五指毛桃的干燥根。折断后流乳汁，果桃形，外面密被粗毛，故称"五指毛桃"。别名：五爪龙、毛桃、毛桃根、五爪桃、大叶青、山枇杷根、五叉牛稔、五爪牛乳、五指牛奶、五叉牛乳、五爪金龙、五指香、火檀公、佛掌榕、五指牛奶桐、土黄芪、土五加、母猪奶、南芪。主产于福建、广东、海南、广西、贵州、云南等地。秋季采挖，洗净，晒干。取原药材，除去杂质，洗净，润透，切厚片，干燥。广东梅州及广州一带喜用五指毛桃作汤料，用其清炖鸡等肉类，散发出一种清淡药香。华南理工大学研究结果显示，五指毛桃能水解动物蛋白，可使鸡汤氨基酸及肽类的含量提高2～3倍，增鲜数倍。在邓老的倡议下，广东省河源市已大面积栽培五指毛桃。[1]本品

---

[1] 陈长洲主编《天然保健食品及食疗的研究与应用》，中国医药科技出版社，2006，第363页。

能补脾益气，功同黄芪而力较弱，民间用以代黄芪（北芪）使用，因主产于岭南，有"南芪"之称。

[**性味**]辛、甘，平。

[**归经**]归脾、肺、肝经。

[**功能主治**]健脾补肺，行气化湿，疏经活络，通乳。用于脾虚浮肿，食少无力，肺痨咳嗽盗汗，带下，产后无乳，风湿痹痛，水肿，肝硬化腹水，肝炎，跌打损伤。

[**用法用量**]煎服，15～90g。[①]

[**现代研究**]含糖类、氨基酸、甾类、香豆精等成分。主要成分有亚油酸酰胺、软脂酸酰胺、硬脂酸酰胺、邻苯二甲酸二丁酯、油酸、亚油酸、十六酸、十六酸乙酯、补骨脂素、佛手柑内酯、β-谷甾醇、邻苯二甲酸二异丁酯。药理作用：①提高免疫功能：显著提高环磷酰胺所致免疫功能低下小鼠的碳粒廓清指数，胸腺、脾脏指数及血清溶血素水平，提示五指毛桃对免疫功能具有调节作用，能提高机体的免疫功能。②对呼吸系统作用：有明显的止咳作用，有一定的祛痰作用，可改善呼吸系统功能。五指毛桃根乙醇提取液，无论灌胃、腹腔注射还是与离体组织器官接触，均有显著的镇咳、祛痰、平喘效果。③抗菌作用：五指毛桃水煎剂对葡萄球菌和甲型链球菌有抑制作用。④耐缺氧缺血、抗氧化作用：五指毛桃水提液可提高小鼠的耐缺氧能力，对心肌缺血小鼠的损伤有保护和抗氧化作用。⑤肝损伤的保护作用：五指毛桃对二甲基甲酰胺引起的小鼠急性肝损伤具有明显的保护作

①邓铁涛主审；冼建春，邓中光，邱仕君主编《邓铁涛中草药与验方图谱》，福建科学技术出版社，2018，第79页。

用。另有研究表明五指毛桃可明显保护可卡因造成的肝损伤，补骨脂素是其主要活性成分。⑥抗炎、镇痛作用：五指毛桃水提液均能够明显抑制甲苯所致的耳肿胀及醋酸引起的腹腔毛细血管通透性增加，能够明显减少醋酸所致的小鼠扭体次数，提高小鼠痛阈。表明五指毛桃水提液具有良好的抗炎、镇痛作用。⑦对平滑肌作用：五指毛桃根对过度抑制状态的胃肠平滑肌有兴奋作用，对过度兴奋状态的胃肠平滑肌则有抑制的作用，具有加强和抑制小肠推进功能的双向作用，此作用为其益气健脾，改善消化功能的药理学基础，对气管平滑肌则有舒张的单向作用。

[古籍文献记述]

《生草药性备要》：五爪龙，味甜、辛，性平，清毒疮，洗痔痔，去皮肤肿痛。根治热咳痰火，理跌打、刀伤，浸酒，祛风壮骨。一名五龙根，其叶五指为真的，世人多以山槟榔乱之，但五爪龙气味清香，山槟榔无味，可以别之。

《本草求原》：五爪龙即九根龙。叶有五指，甘辛，气平而甚香。山槟榔亦五爪，而爪不香，宜辨。

清代吴其濬《植物名实图考》：名叫丫枫小树。江西处处有之，绿茎有节，密刺如毛，色如虎不挨，长叶微似梧桐叶，横纹糙涩。进贤县作鸦枫，俚医以治风气，去红肿。

萧步丹《岭南采药录》：五爪龙，别名五龙根，火龙叶木本，其叶五歧，有毛，而气清香。

十、丹参

丹参为唇形科植物丹参的干燥根及根茎。别名：赤参，木羊乳，山参，紫丹参，红丹参。全国大部分地区均有栽培，主产于江苏、安徽、河北、四川等地。春、秋二季采挖，除去泥沙，晒干。生用或酒炙。

[**性味**] 苦，微寒。

[**归经**] 归心、肝经。

[**功能主治**] 活血祛瘀，通经止痛，清心除烦，凉血消痈。用于胸痹心痛，脘腹胁痛，癥瘕积聚。

[**用法用量**] 煎服，9～15g。活血化瘀宜酒炙用。

[**使用注意**] 不宜与藜芦同用。

[**现代研究**] 丹参含丹参酮Ⅰ、Ⅱa、Ⅱb，异丹参酮Ⅰ、Ⅱ；另含隐丹参酮、异隐丹参酮、丹参酸甲酯、羟基丹参酮Ⅱa、丹参新酮、左旋二氢丹参酮Ⅰ、丹参新醌甲、丹参酚及水溶性成分丹参素；尚含原儿茶醛、原儿茶酸、β-（3，4-二羟基苯基）乳酸和维生素E等。药理作用：

（1）对心脑血管系统的作用。①改善冠状动脉和微循环：丹参对多种凝血因子有抑制作用，同时能激活纤溶酶原-纤溶酶系统，促使纤维蛋白溶解而使血液黏度变小，红细胞电泳时间缩短、抗凝、抗血栓形成。丹参能增加冠脉和心肌血流量，改善心肌缺血状态和心脏功能，有扩张冠状动脉和抗心肌缺血作用。丹参能改善外周微循环及脑组织微循环。②降血脂及抗动脉粥样硬化作用。③减轻钙超载：研究表明，丹参可通过改善ATP酶功能，抑制钙离子聚集而减轻脑损伤后海马CA1区神经元损伤。④调节细胞因子的分泌：丹参对多种细胞因子有调节作用，对严重心脏损伤的兔模型，丹参能明显减少Ⅱ-8的产生而使其心肌免受损伤。⑤对心肌缺血和梗死的作用：复方丹参注射液有促进梗死区心肌细胞再生的作用，并使家兔缺血心肌的损伤减轻。

（2）抗肿瘤作用：在裸鼠成瘤实验中，经丹参酮、全反式维甲酸处理后的细胞在裸鼠体内的成瘤时间延长，肿瘤生长速度减慢。丹参与其他活血化瘀药合用对某些肿瘤的治疗有一定增效作用，该效应可能与丹参减少肿瘤组织内DNA含量有关。但亦有研究表明，单独应用丹参，有可能活化肿瘤细胞。

（3）对中枢神经系统的作用：丹参或丹参注射液均能减少小鼠的自发活动，增强氯丙嗪、水合氯醛、异戊巴比妥钠等的催眠作用，亦可明显对抗苯丙胺的中枢兴奋作用。

（4）抑菌作用：参煎剂对金黄色葡萄球菌、人型结核杆菌（H37Rv）、大肠杆菌、变形杆菌、福氏痢疾杆菌、伤寒杆菌等有抑制作用，对钩端螺旋体在体外或半体内亦有抑制作用。丹参水浸剂、总丹参酮对某些癣菌有不同程度的抑制作用。此外，丹参在试管内能抑制霍乱弧菌的生长。

（5）保肝、抗肝纤维化作用：研究表明，丹参能抑制和减轻急慢性肝损伤时的肝细胞变性、坏死以及炎症反应，降低丙氨酸转氨酶（ALT）。促进大鼠部分肝切除术后肝脏再生时的DNA合成和细胞分裂增殖过程，使肝再生度、核分裂指数、血清甲胎蛋白（AFP）检出率增高，具有一定的促进肝再生作用及显著抗肝纤维化作用。

（6）对免疫功能的影响：小鼠腹腔注射丹参、复方丹参注射液，可明显提高外周血淋巴细胞转化率，促进小鼠SRBC抗体形成，提高小鼠单核巨噬细胞的吞噬指数，增强单核巨噬细胞的吞噬功能。

（7）抗氧化作用：丹参的水溶性成分具有很强的抗脂质过氧化和自由基清除作用，能提高动物耐缺氧能力。

（8）对急性肾衰的保护作用：丹参有增加肾血流量、改善肌酐清除率、降低血尿素氮及利尿作用，其作用机制可能与钙拮抗剂异搏定相似，对急性肾衰有明显的保护作用。

（9）对消化系统作用：丹参可利用对胃黏膜供血的改善，使胃黏膜防御功能增强，预防溃疡产生或促进其愈合，使胃黏膜损伤减轻。丹参对于黏膜血流供应具有明显改善作用。丹参抗消化性溃疡的主要机制就是降低胃窦运动。

此外，丹参酮有温和的雌性激素样活性，有抗雄性激素样作用。有促进子宫充血、解除子宫痉挛、调节月经周期的作用。还有解热降温、降低血糖等作用。[①]

[古籍文献记述]

《日华子本草》：养血定志，通理关节，治冷热劳，骨节烦痛，四肢不遂；排脓止痛，生肌长肉，破宿血，补新生血；安生胎，落死胎；止血崩带下，调妇人经脉不匀，血郁心烦；恶疮疥癣，瘿赘肿毒，丹毒；头痛、赤眼；热病烦闷。

《滇南本草》：补心定志，安神宁心。治健忘怔忡，惊悸不寐。

《本草便读》：丹参，功同四物，能祛瘀以生新，善疗风而散结，性平和而走血……味甘苦以调经，不过专通营分。丹参虽有参

---

① 梅全喜：《现代中药药理与临床应用手册》（第3版），中国中医药出版社，2016，第661页。

名，但补血之力不足，活血之力有余，为调理血分之首药。其所以疗风痹去结积者，亦血行风自灭，血行则积自行耳。

十一、甘草

甘草为豆科植物甘草、胀果甘草或光果甘草的干燥根。春、秋二季采挖，除去须根，晒干。生于干燥草原及向阳山坡。分布于东北、华北及陕西、甘肃、青海、新疆、山东等地区。别名：国老、粉甘草、甘草梢、甘草节。除去杂质，洗净，润，切厚片，干燥。炙甘草：将甘草片加入炼熟的蜂蜜，拌匀后稍闷，放锅内炒至深黄色和不粘手时，取出晾凉（每50kg甘草片用炼熟蜂蜜12.5～15kg）。

[性味] 甘，平。

[归经] 归心、肺、脾、胃经。

[功能主治] 补脾益气，清热解毒，祛痰止咳，缓急止痛，调和诸药。用于脾胃虚弱、倦怠乏力、心悸气短、咳嗽痰多、脘腹疼痛、四肢挛急、痈肿疮毒、缓解药物毒性。

[用法用量] 煎服，1.5～9g。生用药性微凉，可清热解毒；蜜炙药性微温，可增强补益心脾之气和润肺止咳作用。

[现代研究] 根和根茎主要含三萜皂苷。其中主要的是甘草甜素，又含黄酮类化合物：甘草苷元，甘草苷等，还含香豆精类化合物：甘草香豆精，甘草酚等，又含生物碱：4-甲基-5，6，7，8-四氢喹啉等，还含甘草苯并呋喃，β-谷甾醇，甘草葡聚糖GBW等。[1] 此外，甘草尚含人体必需的多种微量元素，如锌、

---

① 苗明三，孙玉信，王晓田主编《中药大辞典》，山西科学技术出版社，2017，第209页。

钙、锶、镍、锰、镁、铁、铜、铬、铝等。药理作用：①肾上腺皮质激素样作用：有糖皮质激素样作用、盐皮质激素样作用。②抗炎及抗变态反应作用：甘草具有皮质激素样的抗炎作用，抗炎成分为甘草甜素和甘草次酸。甘草次酸对大鼠棉球肉芽肿、甲醛性水肿、皮下肉芽肿性炎症等均有抑制作用。③对免疫功能的影响：甘草煎剂对小鼠腹腔巨噬细胞的吞噬功能，因机体状态不同而呈双向作用，甘草多糖类化合物是一种免疫调节剂，主要通过刺激T淋巴细胞增殖以增强机体抵抗力，同时还能激活内皮系统，诱导人体免疫球蛋白的产生，具有抗补体活性作用。④解毒作用：甘草及其各种制剂对多种药物中毒（如水合氯醛、乌拉坦、组胺等）、食物中毒（如河豚毒、蛇毒）、体内代谢产物中毒及细菌毒素中毒均有一定的解毒能力。甘草解毒作用的有效成分主要为甘草甜素。甘草甜素能对抗士的宁的毒性。甘草及甘草甜素对四氯化碳等引起的动物肝损伤有保护作用。甘草甜素可防止化学致癌剂所致的肝损伤和肝癌的发生，甘草酸铵可降低抗癌药喜树碱的毒性并提高其抗癌作用。⑤对消化系统的作用：具有抗溃疡和护肝、解痉、抑制胃酸分泌等作用，甘草浸膏、甘草提取物、甘草黄苷、异甘草黄苷、甘草苷元及甘草甲醇提取物 FM_{100} 对动物实验性溃疡均有明显抑制作用，作用主要与抑制胃酸分泌有关；甘草浸膏口服，对四氯化碳所致大鼠肝损伤有明显的保护作用，可使肝组织变性和坏死显著减轻，肝细胞内的糖原及核糖核酸恢复，血清谷丙转氨酶下降；甘草煎剂、甘草流浸膏对离体肠管均有明显抑制作用并能拮抗乙酰胆碱、氯化钡、组胺引起的肠管痉挛。甘草的解痉成分主要是黄酮类化合物。⑥抗病毒作用：甘草酸能破坏试管内的艾滋病病毒（HIV），抑制体外HIV的增殖，具有预防艾滋病的作用。甘草甜素能直接抑制肝中单纯疱疹病毒糖蛋白的合成，从而抑制病毒的复制，还能抗水疱性口炎病毒（VSV）等。甘草次酸对单纯疱疹病毒有特异性作用。甘草多糖有抗单纯疱疹病毒Ⅰ型（HSVI）的作用。⑦对脂质代谢的影响：甘草对正常人的脂质代谢无影响，但大多数高血压患者使用甘草后，血清胆固醇和甘油三酯水平下降，血压也相应降低。⑧抗心律失常作用：炙甘草对多种原因引起的心律失常均有良好的治疗作用。能保护心肌，具有明显的抗心肌缺血活性。⑨甘草尚有镇痛、抗惊厥、镇咳祛痰、抗肿瘤、解热、抗衰老、抗病原体、抗利尿等作用。

[古籍文献记述]

《名医别录》：温中下气，烦满短气，伤脏咳嗽。

《本草汇言》：和中益气，补虚解毒之药也。

《本草正》：味至甘，得中和之性，有调补之功，故毒药得之解其毒，刚药得之和其性……助参芪成气虚之功。

第二节　方中对药运用

一、党参配丹参

党参味甘，性平，入脾、肺经，具有补中益气、和胃、健脾等功效。性质和平，补燥不腻，为治肺脾气虚之要药；气能生血，气旺津生，又有养血、生津的功效，故也适用于血虚、津亏之证。丹参，味苦，性微寒。入心、肝经，具有活血化瘀、通经止痛等功效。两者合用，补气养血，气血同治，既补气又凉血活血。补气养血效果增加而不会导致气机郁滞，瘀血内停。治疗气虚，血热，血瘀，气短，心悸，胁痛，心烦不寐等症。郭自强等报道，党参配丹参能对抗患者血小板凝集，抑制血浆血栓素合成而不影响PGI_2（前列环素）合成，具有祛邪而不伤正的优势，而且抑制效应与党参的用量呈一定的量效关系。[①]

二、竹茹、法半夏、云茯苓、甘草

竹茹味甘，性微寒。入肺、胃、胆经。本品味甘而淡，气寒而滑，既能清化热痰，用于肺热痰稠，烦闷不宁或肺热咳血等症，又能清胃热、止呕吐，用于胃热呕吐。此外，亦可用于治疗胃寒呕吐，但须姜制入药，以便增强温胃散寒、和胃止呕之力。本品功效以止呕为主，姜汁炒竹茹，可以增加止呕之力，并能降低竹茹之寒性。

半夏为天南星科多年生草本植物的地下块茎。味辛，性温，有毒。入脾、胃、肺经。功能燥湿祛痰、和胃止呕、散结消痞。半夏体滑性燥，能走能散，能燥能润，故为燥湿祛痰之要药。半夏既能燥湿化痰，用于治疗湿痰咳嗽、痰白而稀者，又有和胃止呕的作用，对痰饮和湿浊阻滞引起的呕吐证尤为适宜。本品味辛能散结消痞，并能消痰，用于因痰阻气郁所引起的梅核气、瘿瘤

---

① 李广勋等主编《实用延年益寿学》，天津科技翻译出版公司，1994，第199页。

痰核等症。据药理研究，半夏煎剂可缓解支气管痉挛，并能使支气管分泌物减少，故有镇咳祛痰作用，又能抑制呕吐中枢，有镇吐作用。

茯苓又名云茯苓，为多孔菌科植物茯苓干燥菌核。味甘、淡，性平。入心、肺、脾、肾经。本品甘淡而平，甘则能补、淡则能渗，既能扶正，又能祛邪，功专益心脾、利水湿，且补而不峻、利而不猛，故为健脾渗湿之要药。用于脾虚湿困、水湿停滞所致的食少脘闷、小便不利、泄泻、水肿等症；还能宁心安神，用于治疗脾虚不运，痰饮内停，上泛于心所致心悸、失眠等症。

竹茹甘凉清降，清热止呕，下气消痰。半夏辛散温热，降逆止呕，燥湿化痰，消痞除满；茯苓甘淡渗利，健脾补中，利水渗湿，宁心安神；甘草益气补中、缓急止痛、缓和药性。半夏、竹茹，一热一寒，相互为用，健脾燥湿、和胃止呕力彰。茯苓、甘草健脾利湿。诸药参合，健脾化痰之力增强。

[用法用量]

半夏6～10g，竹茹6～10g，茯苓10～15g，炙甘草3～6g。水煎服。